薬に頼らず、心身ともに元気を取り戻すために――

自分の「うつ」を治した精神科医の方法

宮島賢也

KAWADE夢新書

河出書房新社

自分がそうだったから そのつらさも治し方もわかる●はじめに

うつ病の人が増えつづけています。

僕は、精神科医としてうつの患者さんたちを治療していたのですが、その自分がうつ病で薬を飲んでいました。

当時の僕は、うつ病の治療に、抗《こう》うつ薬などの薬を処方していました。それが精神科における標準的な治療であったからです。

今考えると、当然なのですが、患者さんはなかなか治らず、再発をくり返すし、自分も治りません。患者さんのなかには自殺する人も出てきました。

医師として非常につらい状況でした。病気を治す立場にある医師として、自信をもてませんでした。そして、そのことがまた、自分のうつを治りにくくしていたようです。

その僕があるときから、ガラッと、考え方を変えるようになりました。一冊の本に出合ったことがきっかけです。その本には食事療法も紹介されていました。そこで、それも併《あわ》せて実行したところ、わずか3〜4か月で、7年間飲みつづけた精神科の薬を手放すことができ、7年間の苦悩から解放されたのです。

食事や考え方を変え、楽に生きられるようになった僕は、次第に、人間関係の在り方や生き方が「うつ」にどう関係するのか、という点に目を向けるようになりました。そして選択理論心理学などのカウンセリング、栄養療法を学ぶようになったのです。

その結果……。くわしい経過については本文を読んでいただくとして、僕は「薬を使わない精神科医」として、うつの患者さんを治療するようになりました。

じつは、うつの多くは「人間関係」や「生き方」に原因があります。人間関係や生き方に関する「特有の考え方」が、うつをつくり出すのです。

ですから、考え方を変えることで、うつは改善できるのです。

本書では、自分の体験を軸にして、うつの改善・予防のための方法を書いています。

うつに悩む人が、ひとりでも多く、本書を参考にして、楽に生きられることを願っています。うつを克服できることを願っています。

また、家族にうつのいる方、心が重い方、多忙さに疲弊《ひへい》している方、そして体の調子がいまいちな方……さまざまな方のお役に立てると思っております。

宮島賢也

自分の「うつ」を治した精神科医の方法●目次

1章
精神科医の僕が「うつ」になった理由
●うつの本当の原因は?

4章

僕が変われたのだからあなたも、きっと変われる

●心に効く方法

5章 僕は「食生活」を変えてうつを克服した

●体はそれを望んでいる

6章 僕は「人間関係」を変えてうつを克服した

●家庭、職場、学校…

カバーイラスト◉桑原伸之　本文イラスト◉瀬川尚志

1章

精神科医の僕が「うつ」になった理由

●うつの本当の原因は？

多忙な毎日に疲れているあなたへ――

うつ病の人が急増している

うつ病が年々増加しています。

厚生労働省が3年ごとに全国の医療施設に対しておこなっている「患者調査」によると、うつ病をふくむ「気分障害」の総患者数（調査日には通院しなかったが前後に通院している者をふくむ）は、1996（平成8）年には43・3万人でした。

その次の調査、1999（平成11）年には、44・1万人とほぼ横ばいでした。

ところがその後、増えつづけ、2008（平成20）には104・1万人となりました。

これは大変な増えようで、過去9年間で2・4倍に増加したことになります。

以上の数字は、うつ病、躁《そう》うつ病、気分変調症などをふくむ「気分障害」の総患者数であり、医療機関を受診していない患者さんはふくまれていません。

ところで、わが国の年間の自殺者数は、12年連続で3万人を超えています。年間の交通事故による死亡者数が約5000人（2009年は4914人）ですから、いかに自殺する方が多いか、おわかりいただけるでしょう。

ちなみに、2009(平成21)年の自殺者数は、前年より596人増えて3万2845人でした。

そのなかで、自殺の動機・原因が特定できた人は2万4434人。

そのうち「健康問題」を原因・動機とする自殺は1万5867人です。

このほか「経済・生活問題」が8377人。「生活苦」が1731人、「失業」が65・3%増の1071人と、それぞれ増加しました。「事業不振」も1254人いました。

「健康問題」のうち、「うつ病」が前年比7・1%増の6949人で、前年同様、すべての具体項目のなかで、もっとも多かったと報告されています。

うつ病の人のなかには、それを自覚している人、自覚していない人がいます。また、自覚している人のなかでも、病院で受診する人と、受診しない人がいて、じっさいには「うつ症状はあるが、病院を受診していない人」は多数いると考えられています。

このような未受診者もふくめると、一説では、日本のうつ病の人の数は1000万人にものぼるといわれます。これはたいへんな数字で、日本人のほぼ10人に1人がうつ病ということになります。

作家の五木寛之さんは、現代を「うつの時代」と評しています。現代の日本社会の構造やあり方は、うつ病を生みやすいというのですが、僕もまさにそう思います。

医者である僕も、じつはうつになり、7年間も薬を飲んでいたのです。

激務の毎日、そして僕もうつになった

精神科医である僕が、うつになりました。正確にいうと、うつになってから、専門を精神科に変えました。

うつが改善した今、うつの患者さんに対して「じつは、僕も、うつだったのですよ」と打ち明けることもあります。

なぜ、僕はうつになったのでしょうか。その経過を説明いたします。

じっさいの体験を知っていただくことで、うつへの理解が深まると考えます。また、そうすることで、読者のみなさんとの距離が縮まり、僕がこれからこの本で話そうとすることを、よりご理解いただけるのではないかと思っています。

僕が、希望をもって医科大学へ入学し、6年間の課程を終え、そして医師国家試験をパスし、晴れて研修医になったのが1999（平成11）年5月のことでした。

出身校の防衛医科大学の病院(防衛医科大学病院)で研修医として、僕は医師の第一歩を踏み出しました。1年間は、肝臓《かんぞう》、消化器、循環器《じゅんかんき》、腎臓《じんぞう》などの内科、外科、麻酔《ますい》科、救急科などさまざまな診療科目を体験し、1年後に自分の希望する診療科を決めます。

じつは僕は、研修の1年目から、自分の要領の悪さを感じていました。回診のレポートなども定期的に書かなければならないのですが、完璧に仕上げなければいけないと考え、徹夜をすることもしばしばでした。うまく手を抜くことができなかったのです。

しかも、ひとつの診療科目に慣れたころには、また次の診療科目に移ります。外科の研修のころ、ぶつぶつ独り言をいっていて、同僚から「大丈夫?」と聞かれたこともありました。精神的にも肉体的にも疲れていましたが、なんとか気力で乗り越えていたという状態です。

それでも1年を終えたときは、まだ希望に燃えていました。この時点で専門の診療科を選ぶことになるのですが、僕は循環器科を選択しました。循環器に属する主な病気は、心《しん》筋梗塞《きんこうそく》や狭心症《きょうしんしょう》などの生命に関係する病気で、やり甲斐《がい》があると思ったからでした。

いよいよ、専門の診療科である循環器科で、6か月の研修がはじまりました。しかし、医師免許を取得して一年しかたっていないし、何の実務経験もないのに臨床《りんしょう》にたずさわるわけです。正直、不安だらけでした。

循環器科は、朝早くから採血をしなければならないし、重篤《じゅうとく》な症状を抱えた患者さんばかりです。患者さんたちに、しょっちゅうコールされますが、どう対応していいかわかりません。また、いつ心筋梗塞などの救急の患者さんが運び込まれてくるかわかりません。集中治療室があり、命の危機にある患者さんが治療を受けます。

しかも、昼間の診察に加えて、診療後はデータの整理のために、夜遅くまで病院に残ります。寝る時間は、あまりありません。

夜遅く帰宅することになるのですが、いつ患者さんが急変し、病院から呼ばれるかわかりません。また、ポケットベルを24時間携帯するよう義務づけられていたので、休診日も緊張した状態で、心が少しも休まりませんでした。

こういう生活が1~2か月ほどつづいたころでしょうか。僕は精神的にも、肉体的にもボロボロになり、病院へ行きたくなくなったのです。

当時、僕の様子がおかしいのを、先輩の医師たちも気づいていたのでしょう。1か月ほど休むように、上司からいわれました。

1か月の休職のなかで、僕は循環器科は自分には無理と判断し、総合臨床部、つまり家庭医の診療科に移ろうと思うようになっていました。と同時に「医師として本当にやっていけるのだろうか」と、大きな不安を抱えていたのです。

休みの期間中は、先輩の教え方が悪いのではないかと思い、ほかの病院の研修システムを見に行ったりもしましたが、焦っていて、話が聞けませんでした。

当時、僕には、結婚を前提にしてつき合っている女性がいました。ひとつ年上の女医さんで、僕のことを心配してくれていました。この女性と、休暇中に結婚し、新婚旅行でハワイに行きました。このとき、精子に出血していたのを覚えています。

1か月後、復職し、総合臨床部へ移ることができました。ここは循環器科よりも忙しくはなく、日曜の午後は休めるし、体は楽でした。しかし、意欲が湧《わ》きません。しかも、早朝に目が覚めるし、食欲がなく、集中力もありません。さらに、性欲がなくなり、仕事だけでなく、すべてのことに意欲が湧かないのです。

やる気が出ないのは、うつ病の徴候《ちょうこう》のひとつです。うつ病のテキストを開いて、診断基準をチェックしてみました。すると、僕の症状のほとんどがうつ病の診断基準に当てはまります。うつ病に違いないと思われました。そこで、勤務していた病院の精神科を受診したところ「うつ病」と診断されたのです。

抗うつ薬を飲み始める

正式にうつ病と診断されてから、抗うつ薬を処方され、服用するようになりました。

総合臨床部での研修期間は3か月でした。大学のラグビー部の大先輩の医師を頼って、沖縄・伊江島《いえじま》にて研修することにしました。自分では真面目にがんばっているつもりでしたが、「テンションが高すぎる」と指摘され、東京に戻るよういわれました。

その後は精神科、眼科、小児科を回り、それぞれの科で研修をおこないました。この期間、研修は比較的スムーズにいき、そのせいもあって心身の調子もよい状態がつづきました。これなら家庭医としてやっていけると思い、少しですが、自信をもてました。

ところが、最後に産婦人科の研修を受けるころには、途中からちょっと落ち込んでいきました。女性を診《み》ることができるのだろうかと、不安が強くなっていったのです。家庭医になれば、男女、年齢に関係なく、ありとあらゆる症状と病気を抱える患者さんを診なければなりません。子供を診るのにも少し不安がありました。

自分のうつ病に関しては、自衛隊の中央病院の精神科を定期的に受診し、「抗うつ薬」のほかに「気分安定薬」を服用していました。

2年間の研修を終えると、同期の研修医たちはみな、全国の部隊へ散らばっていき、いよいよ医師として本格的に活動をします（自衛隊なので、勤務は基本的に、全国の自衛隊基地にある医務室になります）。

しかし、僕は部隊勤務を断られ、そのまま中央病院に残り、保健管理センターで働くことになったのです。病院側も、僕が臨床医として勤務するのは無理だと判断したのでしょう。1年間そこにいて、その次の1年間は医事課に勤務しました。いずれも治療とは関係のない部署です。

医事課にいるときは、オーストラリアに研修に行きましたし、千葉大学病院の家庭医の研修を見学に行ったりしました。そこで見た医師たちは鑑別能力がすぐれていて、僕はまた、すっかり自信を失ってしまったのです。

家庭医には、患者さんの病状を鑑別するという重要な役割があります。家庭医の範疇《はんちゅう》で対応できる病気、病状であるかどうかを判断します。重篤な病気が予想されたり、くわしい専門的な検査を必要とするような場合、大学病院など高度な検査や治療ができる病院へ患者さんを紹介しなければなりません。

難しい病気が潜《ひそ》んでいるのに、それを見過ごすと、たいへんな事態になってしまいます。その点で家庭医の責任は非常に重いことを改めて知り、自信をなくしてしまったのです。

自分のうつも治らない、患者さんのうつも治せない

保健管理センターと医事課の2年間は、仕事に誇りをもてないままでした。片や、妻は小児科医として、ふつうに勤めています。医師として働いていない私のことを「みっともない」と思っているようでした。

僕はというと、かねてから「父の子育て参加」が少ないと思っていたこともあって、自然と家庭に目が行きます。ちょうどこのころ子供が生まれたので、「育休をとろうか」と妻に切り出したところ、「あなたが休むことないわよ」と、剣もほろろに拒否されました。

僕が家庭や育児のことに、あれこれ口を出すことに対しても、彼女は「それは僕が、医師としての仕事から逃避しているからだ」ととらえ、僕のことを「自分勝手な人間だ」とみなしているようでした。

僕が小児科に関して、家庭医研修で学んだ意見をいうこともありましたが、「専門でもな

いし、臨床もやっていないのに、何をいってるのよ」と、聞く耳をもたないという態度で応じるのでした。妻と口論することが多くなっていきました。

保健管理センターと医事課の2年間が終わり、臨床に戻ることになりましたが、やはり家庭医になることには不安が強いので諦《あきら》め、精神科医として勤務するようになりました。

なぜ、精神科を選んだかというと、この科では「診断基準」にのっとって診断し、病名に応じて「治療ガイドライン」に沿って薬を処方すればよく、これなら自分にも間違えずにできると思ったからでした。

医師として、自分なりの診立《みた》てには自信がありません。しかし、精神科は世界的な標準の診断基準があり、それに準拠して診断すればよいのですから、そうしているかぎり自分の正当性を保つことができます。

こうして僕は精神科の研修医として再出発しましたが、診断基準があるとはいえ、最初のうちは、診断を間違ったらどうしようかと、ビクビクしながらやっていました。

精神科の現在の診断法は、症状にのっとります。ほかの診療科のように、血液検査や画像診断をするわけではありません。該当する症状を満たせば、「うつ病」とか「統合失調症」などと診断します。症状を引き起こした原因に関係なく、表れている症状によって診断が決まるのです。しかし、似たような病気はたくさんあります。だから、ひとりの患者さんが、ある病院では「うつ病」と診断され、ほかの病院では「パニック障害」と診断されることもあります。

とはいえ、たとえば、ある患者さんを「統合失調症」と診断すると、その患者さんは一生、薬を飲みつづけなければなりません。診断を誤ると、たいへんなことになってしまいます。そのため「もし診断を間違えたらどうしよう」という不安が常にあり、先輩の医師に確認したりしていました。けれど、経験を積んでいっても、自分が下した診断が正しいかどうかの不安は強く、自信はなかなかつきませんでした。

精神科医として、どうにか勤めつづけていましたが、自殺する患者さんも出てきます。すると「もし患者さんの遺族に訴えられたらどうしよう」と、さらなる不安が生じてきます。何度かやめたくなって、上司に相談したこともありましたが、「次は何科になるの？」といわれると、何も答えらません。

こんな状態のまま、どうにか、精神科の勤務をつづけていました。自分のうつ病は治らないままで、「抗うつ薬」を飲みつづけていました。

精神科においては、患者さんの2～3割はうつ病です。その人たちも僕と同じように、

「抗うつ薬」で治療するわけですが、ほとんどの人が治りません。うつ病のために休職していた人が、治療によって、いったん状態が回復しても、仕事に復帰すると再発してしまったりします。

自分のうつ病も治らない、患者さんのうつ病も治せない、という状態が5年間もつづいていました。僕は「うつ」という迷路に入り込んだまま、うつになってしまった自分とひたすら格闘しつづけていたのです。

うつの症状には波がある

うつ病は一般に「始終絶対的にうつ状態」にあるわけではありません。「うつになる時期」と「うつから回復する時期」があり、それぞれの期間にはバラつきがあるものの、それが交互に訪れます。

最近は「新型うつ病」といわれるものが、若い世代に増えているといわれます。

その定義、病状はともかく、うつ病の原因のひとつとして「幼少時に満足できる愛情を親から得られず、自信がなく、不安が強い」ことが挙げられています。

また、もうひとつ「親の過保護と庇護《ひご》のもとでストレスを感じないまま育ち、社会に出て落差につまずき」、それが原因でうつ状態になるタイプもあるといわれています。

ささいなことで落ち込むため、周囲からは、わがままとみなされることもあります。

また、好きなことは楽しんでできるが、仕事や会社の集まりになると、とたんにうつ気分になる場合もあります。

うつ病で、薬を服用すると、一時的に気分がハイテンションになることもあります。じっさい、僕の場合も「抗うつ薬」を服用して気分がハイになっていたのでしょう。先輩の医師から、「テンションが、高すぎるのじゃないか」と、敬遠されたこともありました。

それはともかく、うつ病は、症状に波があります。ですから、悩んでいるときに病院を受診すると、「うつ病」など、なんらかの診断を下されることになります。

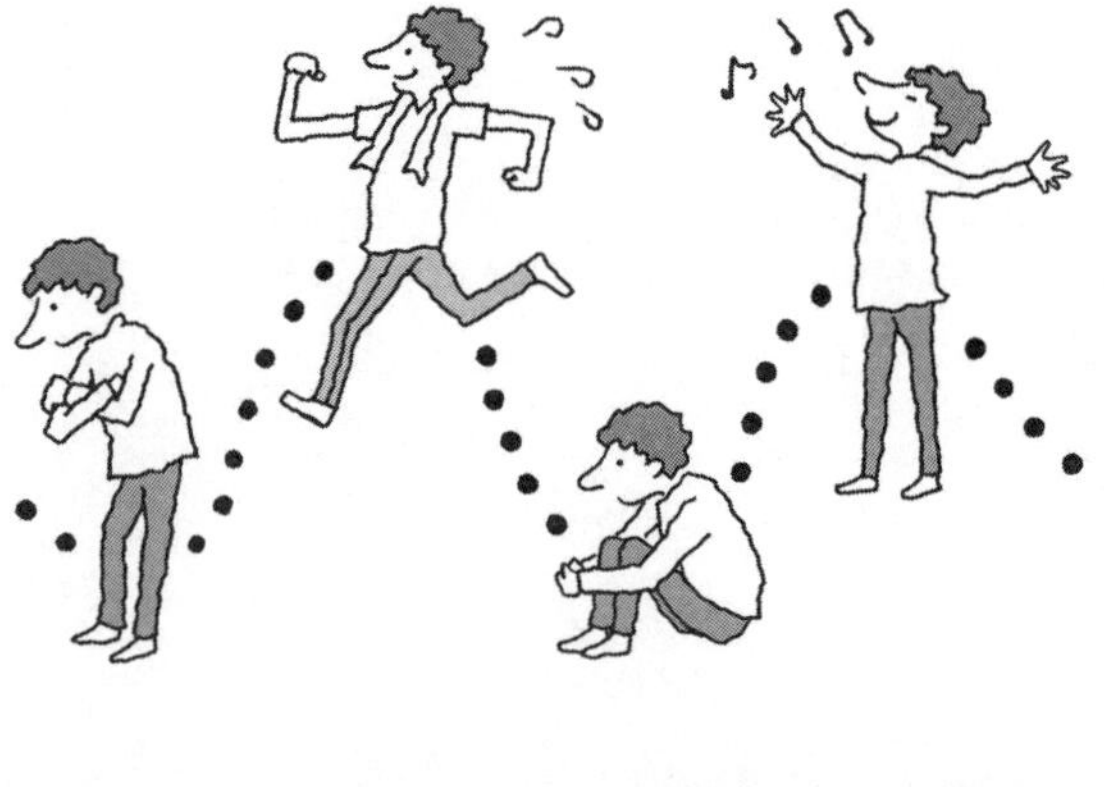

うつ病は、気分がよいときと落ち込むときの波がある

僕は、精神科で「うつ病」と診断された患者さんに、「あなたが〝うつ病〟かどうかは、精神科を受診したかどうかですよ」と伝えています。

精神科や心療内科を受診したときに、「あなたは病気ではありません」と、いわれることはめったにありません。必ず、といってよいほど、なんらかの病名がつけられるし、同時に薬を処方されることになるのです。

職場の最大のストレスは人間関係

職場では、「うつ病」をはじめ「不安障害」や「睡眠障害」など、心の病を患う人が増えています。「社内の心の病は増加傾向」と回答した企業が6割に上るとの調査もあります。

厚生労働省の調査（2007年）では、労働者の58パーセントが強い不安やストレスを抱えているようです。また、ストレスの原因（複数回答）は、

（1）職場の人間関係（38％）
（2）仕事の質（35％）
（3）仕事の量（31％）

がトップ3です。

「人間関係のストレス」がトップというところに、現代社会のあり方が表れていると考えられます。

職場で毎日、モラルハラスメントやいじめに遭《あ》いつづけると、やがて、うつ状態になることがあります。たとえば、

「こんなこともできないのか」とか、

「きみに頼んでもムダだな」、

「きみのことは当てにしない」

などといわれたらどうでしょう。さらには、

「きみがみんなの足を引っ張っているのがわからないのか」、

「頼むから、俺の前から消えてくれよ」

などと、能力や人格、人間性を否定されるようなことを上司からいわれつづけたら、どういう心境になるでしょうか。

人によっては、「上司は自分のことを嫌っていて、排除したいために、わざとそういう嫌《いや》がらせをしている」と冷静、客観的に受け止め、突き放して物事をみることができるかも

しれません。

ところが、毎日、無能呼ばわりされているうちに自信をなくし、「自分はダメなヤツ」とか、「自分は存在するに値《あたい》しない人間」「自分は誰からも必要とされていない」などと、自分自身を否定したり、自分を責めたりするようになる人もいます。こういう人が、うつ病になりやすい傾向があるのです。

リストラの宣告や強制、経済的な破綻《はたん》などの社会心理的ストレスを受ければ、誰もがうつになって不思議はない、という人もいますが、それでも、同じ状況に陥っても、うつになる人とならない人がいます。

その違いは、どこにあるのでしょうか。

それについては、順を追って解き明かします。

心の不安定さが周囲とのあつれきを生む

僕は精神科医として勤めつづけていましたが、多くの精神科医の治療は、薬を投与するだけです。話を聞いたほうがいい患者さんに対しては、臨床心理士が担当し、対応してくれていました。それで患者さんが治ればいいのですが、ほとんどの人が治らないし、治ったと思っても、多くの場合、再発します。

僕も治らないままでした。

精神科医となって3年目ごろから、こういう現状に、強く疑問をもつようになっていました。精神科の治療の在り方に対し「これでいいのか」と思うようになってきたのです。そして、じょじょに、精神科医であることがいやになってきました。

前述したように、うつ病は、心の状態に波があります。いつもいつも沈みっぱなしというわけではありません。多少元気が出ることもあります。また、薬の服用によって、やたらとテンションが高くなることもあります。

このように波がありますが、それは要するに心が安定していないということです。うつ状態のときは、態度にそれが表れるので、周囲の人とあつれきが起こります。そのため、職場の人間関係や、家族との関係も、うまくいかなくなりがちです。

僕の場合もそうでした。

妻との関係はギクシャクし、家庭はひどい状況になっていきました。心が不安定で、コントロールできない僕は、何かと妻に当たります。妻にいつも「ああしろ、こうしろ」と、自分の気持ちを一方的に押しつけていました。

妻に当たると、今度は、妻が子供に当たります。また、妻は妻で、そういう状態にある僕を責めてきます。

あるとき、資産の運用について、妻に対して意見を述べ、自分の考えを強要しました。すると、妻が「私、もう死にたい」といったのです。

思わず僕は、「子供の前で、そんなことをいうな」と怒鳴《どな》ってしまいました。

このとき、はじめて僕は、「母が僕にしていた態度と同じ態度で妻に接しているのかな」と思い当たったのです。

ちなみに、このころには、ふたり目の娘が生まれていました。医師としてやっていく自信がない僕でしたが、医者をやめたら、ほかに仕事がありません。そのため、いまのうちから資産運用をして経済的基盤をつくろう、などとも考えていたのです。じっさい、節税のためにワンルームマンションを購入したりしていました。

それは僕自身の考え方でしたが、それを妻に強制、強要していたのです。学歴偏重《へんちょう》の母は、その固定観念を僕に強要しましたが、それと同じようなことを、僕は妻に強《し》いていたのです。

一冊の本との出合いが、うつ脱出のきっかけに

2006年（平成18）年の10月、大きな転機が訪れます。

僕は一冊の本に出合います。それを読んだことによって、「精神科の治療はおかしい、間違っている」と、強く確信をもつに至ったのです。

その本とは、ジェームス・スキナーの『成功の9ステップ』という成功哲学の本です。

成功哲学というジャンルの本はたくさん出版されています。アメリカで生まれたもので、考え方や生き方を変えて、人生をサクセス（成功）に導くといった内容で、ベストセラーも何冊もあります。

スティーブン・R・コヴィーによって書かれた、『7つの習慣』を、スキナーは訳しています。その後、『成功の9ステップ』を出版しました。

『成功の9ステップ』は、第一部「成功への道」と、第二部「四つの基礎」、第三部「成功のサイクル」、第四部「リーダーシップのテコ効果」、第五部「実行に移す」の五部で構成されています。

そして、第二部の「四つの基礎」とは、
・ステップ1「心を決める（決断）」
・ステップ2「成功者のパターンを学ぶ（学習）」
・ステップ3「無限健康を手に入れる（健康）」
・ステップ4「自分の感情をコントロールする（感情）」
の4つのステップから成っています。
また、第三部の「成功のサイクル」は、
・ステップ5「望む結果を明確にする（目的）」
・ステップ6「時間を管理する（計画）」
・ステップ7「思いきった行動を取る（行動）」
・ステップ8「アプローチを改善させる（改善）」
の各ステップから成っています。
さらに、第四部は、
・ステップ9「ほかの人を自分の夢に参加させる（リーダーシップ）」
として一くくりされています。

これらの構成のなかで、ひときわ僕の目をひいたのは、第二部のステップ3「無限健康を手に入れる（健康）」のところです。

一読して驚いたのですが、そこには「医者は健康のことについて、何も知らない」というようなことが書いてあります。

こういう記述がありました。

「数年前、私は米国の海岸警備隊に勤務する有名な研修医のセミナーに参加する機会があった。そのセミナーで先生は、医学部で八年間の研究をし、病院でのインターンを重ね、数年間開業医としての経験を積んだ上で、『ただの一度たりとも健康という言葉の定義を聞いたことはない』と断言した。

医師はもともと、病気の専門家である。ありとあらゆる病気の定義を持っている。しかし、健康のことともなれば、ほとんどは回答不能に陥ってしまうだろう」

こうしたアメリカの事情は日本と変わりません。というより、日本のほうが、もっとその傾向が強いでしょう。

医師は、対症療法（症状を抑える・治す）の専門家であっても、健康の専門家ではありません。ですから、これは一般論ですが、治療に関心をもっていても、健康の維持や増進、病気の予防には関心がありません。というより、健康や病気の予防ということについては、思いが至っていないのです。

こういうと、一般の人は驚くかもしれませんが、医師の側にとっては不思議ではなく、当然のことなのです。

そのことについては、僕も例外ではありませんでした。「病気になったら薬で治すもの」という固定観念をもっていました。

根本から病気を治すという考え方

現代に多い病気や症状は、生活習慣や生活環境、それによってもたらされるストレスが原因で起こる病気が大半です。

生活習慣やストレスが原因の病気は、それらを改めたり解消しないかぎり、治りません。何より重要なのは、ふだんから健康づくりに励むことです。そのことを、この本から教えられました。

この本には、健康を維持・増進するための方法が紹介されています。その中心になっているのが食事で、「ナチュラル・ハイジーン」という、アメリカで考案された食事方法が紹介されていました。

また、この本には、うつ病の改善のために役立ち、応用できることがたくさん書かれています。いくつか例を挙げてみましょう。

「『何を』『なぜ』『どのように』が分かっていれば、何でもできる」という小見出しで、人間がもつ共通の動機として、「快楽と痛みの原則」が紹介されています。そこでは、人間は常に「快楽」を得ようとし、「痛み」を避けようとしている、ということが書かれていました。そして、うつ病について次のような記述が見られます。

「私は友人の紹介でうつ病の女性をコーチングしたことがある。彼女に二、三、質問をすると、本当の問題が明らかになった。彼女は健康のときよりも、心理療法を受けているときのほうが両親に大切にされていたのだった。彼女が本当に求めていたのは愛されることだったが、病気になることが愛される唯一の方法だと勘違いしてしまったのである」

そのほか、次に挙げるような、魅力的な小見出しがたくさんありました。

「今の自分はどうしてこうなのか」

「気を紛《まぎ》らわすだけでは成功できない」

「自分の連想をコントロールし、自分の人生をコントロールしよう」

「事実を把握する」

「望む結果を明確にする」

「言葉は状態の引き金になる」

「言葉は感情の増幅器である」

「プラスの言葉、マイナスの言葉」

「自分は何がほしいのか明確にせよ！」

「理想の人間関係を手に入れる」

「『ノー』は、人生の中で学ぶべき最も大切な言葉である」

「あなたの最も大切な目標は何なのか」

「始めたからといって、やり続けなければならないことはない」などなどです。

物事は、「原因」があるから「結果」があります。

なぜ、うつ病になったのか——うつになったことにも「原因」がある。

この本を熟読し、僕は自分の半生を振り返ってみました。すると「自分がうつになった根本の原因」が、明らかになってきたのです。

では、どのようにして、うつから脱却すればよいのでしょうか。

この本には、そのために応用できる方法がたくさん示されていました。

僕は、それらを参考にして、自分を楽にする考え方を身につけるとともに、この本に紹介されていた「ナチュラル・ハイジーン」という食事療法を実践したのです。

そして、ついに、うつを克服することができたのです。

うつ病になってから、7年近く経過していました。

なお、妻とは、結婚8年目の2007(平成19)年に、正式に離婚をしました。自分の両親を見て、仲の悪い親は離婚すべきだと思っていたので、妻からの離婚の申し出を受け入れました。離婚届けに捺印《なついん》したあとで、「やり直したい。やり直してくれないだろうか」と妻にお願いしましたが、拒否されました。

親子関係が、うつの根本にある

うつ病を引き起こす最大の要因は「親子の関係」にあります。ここがその原点といってもいいでしょう。

「どういう親であるか」、そして「親にどういう育て方をされたか」によって、うつ病になりやすい人がつくり出されます。

自分を例に挙げて説明します。僕は、1973（昭和48）年に生まれました。父は大企業のサラリーマンでした。母は有名な女子大を出て、高校の教師をしていましたが、結婚をきっかけに辞め、自宅で英語の塾を開いていました。はっきりしたことはわかりませんが、ふたりは恋愛結婚のようでした。

物心ついてからの記憶では、父と母が仲良くしているのを見たことがありません。父母はケンカをよくしていました。父は母に暴力を振るうことはなかったのですが、ものに当たっていました。しかし、言葉では母が勝っていました。そのころは、母が可哀想に思えていました。

僕が小学校に上がって、低学年のころまではそういう状態がつづいていました。しかしその後、父は仕事一辺倒になり、父と母は直接向き合うことが少なくなり、ケンカも減りました。おそらく、仮面夫婦のような関係になったのでしょう。そして、家庭内では次第に「母と僕が向き合う構図」へと変わっていきました。

といっても、父との楽しい思い出がないわけではありません。小学校のころにリトルリーグに入って野球をしていましたが、それは父の影響でした。

仮面夫婦となってから、母はひたすら僕と向き合うようになりました。具体的には、教育ママとして、ひたすら僕に、勉強を強《し》いるようになったのです。母は僕に、名門の私立中学に入ることを望みました。母は僕に開成中学に行くようにいい、僕もその言葉に従って、小学四年からは大手の有名進学塾に通うようになりました。

塾は猛烈な詰め込み式の勉強で、毎週、試験があります。最初のうちは、僕がテストでいい点数を取ると母が喜ぶので、その姿を見るとついうれしくなり、なんの疑問ももたずにがんばっていました。

しかし、だんだんと僕の心は苦しくなっていきました。テストでは、いつもいい成績がとれるとはかぎりません。点数が悪いと、母はいい顔をしませんでした。いい成績をとらないと母の期待に反してしまいます。追い詰められた僕は、いい成績をとるためにはカンニングも仕方がないと考え、じっさい、それをしたことが何回もありました。

カンニングの成果であることを知らない母は、僕がよい点数をとったと知ると喜んでいました。母の望みに沿うためにがんばって勉強して、それで本当にいいのだろうかという思いが、じょじょにふくらんできました。

しかし、自分自身のなかに、「エリート校といわれる中学に入りたい」という気持ちも正直ありました。そのため、なんとかがんばりつづけることができ、中学受験は、自分の意思で開成のみを受け、運良く合格できたのです。

ちなみに、僕には2歳年下の妹がいますが、彼女は僕と母親の関係を見て、学習をしたのでしょう。親にとっていい子であることに徹していました。

母にとっては「学歴」が、人を評価する基準でした。一流の学校を出た人じゃないと認めません。職業も、大企業のエリート社員とか医師、弁護士など、社会的ステイタスがあるものしか認めません。母は、そういう偏《かたよ》った固定観念にしばられている人でした。

その価値基準、固定観念が、子供である僕にも影響しました。

ちなみに、父は、母の価値基準をすべて満たしていました。誰もが名前を知っている有名私大を卒業し、誰もが知っている大企業に就職し、人並み以上に出世しました。

しかし、それは母にとって当たり前のことであり、それだけで父を認めることはできなかったのでしょう。父に対して、尊敬や感謝の念をもっているとは思えませんでした。

しかも、母はとても気が強い人でした。外では柔和《にゅうわ》ですが、家族には厳しく接する人でした。子供のころの記憶でも、父と口ゲンカになると母は一歩も引かず、それどころか、弁が立つので、父を言い負かしていました。

そういう母であるため、子供の僕は、心のなかでは母に反抗しながらも、母の意に沿うように努力して勉強に励みました。しかし「こういうふうに生きていてよいのだろうか」という疑問を抱え、心はどんどん重くなっていきました。

自殺したいと思っていた高校時代

名門の開成中学に入学できましたが、優秀な生徒が集まっている進学校ですから、そうそう、いい成績をとることはできません。中高一貫校で、高校受験はないものの、みな、一流大学を目指して勉強に励んでいます。

そのなかで、僕も、一生懸命勉強をし、中間・期末試験では常に上位でした。当時人気のテレビドラマ『スクール☆ウォーズ』の影響もあり、入学してすぐ、ラグビー部に入学しました。最初のうちは、がんばってやっていたし、明るく振る舞っていました。

しかし、コーチからは、「将来が心配な子」といわれていました。僕の明るさを見せかけのものだと見抜いていたようです。

けっきょく、ラグビー部をやめて、その後はいわゆる帰宅部になりましたが、古本屋めぐりをして漫画を買い漁《あさ》ったりしていました。このころにはもう「親（母）が望んでいるような人生は歩みたくない」と、はっきりと思うようになっていました。

それでも、中学のころはまだよかったのですが、高校へ進学してからは、次第に通学するのがいやになっていました。今になってわかるのですが、それは学校や勉強が嫌いなのではなく、家庭環境と母親が嫌いだったのです。

家には居場所がないと感じ、自分の部屋に閉じこもり、漫画を読んだりパソコンに熱中したりしました。

高校一年のときはハンバーガーショップでアルバイトをして、お酒、タバコをやって不良ぶっていました。パンクやロックが好きなことから、軽音楽部に入り、ギターやサックスをやったりもしましたが、心を許せる友達もあまりできず、長髪にピアスといういでたちで、学校では浮いている存在でした。

こういう生活がつづくなか、何回も死にたいと思っていました。すっかり自分を見失ってしまい、自分に価値を見いだせなくなっていたのです。自分自身を悲劇のヒーローになぞらえ、死ぬことを頭によく描いていました。じっさい、自殺したいという願望をはっきり自覚していました。

そんな自分でしたが、高校二年のとき、医大生の女性と知り合ったことがきっかけで変わっていきました。その人は、高校の私の先輩とつき合っている女性でしたが、彼女が医師という職業の魅力を語るのを聞いて、僕も、医師なら無価値な自分でも人の役に立てるのではないかと考えました。そして、医師を目指そうと心に決めたのです。

それからは受験勉強に身が入るようになり、がんばって、1年受験浪人をしたあと、無事、ふたつの大学医学部に合格することができました。

医学部に入っても、自分の道に自信がもてない

母は、僕が医学部へ進学することを早くから望んでいました。先ほどもいいましたが、母にとっては、学歴が価値基準で、名門校の延長線上に医学部がありました。僕は、自分の意思で医学部を受験し、合格したのですが、結果的に、母の望みを達成し、母の希望どおりの道を歩むことになったので、胸中は複雑でした。

大学は横浜市立大学の医学部と防衛医科大学の二校に合格しましたが、防衛医大は全寮

制なので家を出ることができます。その単純な理由で防衛医大への入学を決めたのです。

防衛医大へは入学したものの、では屈託《くったく》なく勉強に励むことができたかというと、そこがまた悩みのはじまりでした。

「医師になって人の役に立ちたい」と、自分で進んだ道なのに、本当にそれが自分の望んでいることとなのだろうかと、迷いが生じたのです。「自分で希望したと思っていたのは錯覚で、じつは母の望みに沿っていただけではないのだろうか」と。医師の診察を受けはしませんでしたが、当時も間違いなく、うつ状態に陥っていたはずです。

じつは、医学部へ進学する学生のなかには、本人の希望ではなく、親の望みによる場合があります。本人が何をしたいかという基準ではなく、医学部、医師が社会的なランクが上という基準だけで、親は子供を医者にさせたいと願い、本人もその道を選びます。

僕もそのひとりでした。自分で医師を目指したつもりでしたが、やはり母の意向が強く影響していたのです。

「本当に自分は、医師になって人の役に立ちたいのだろうか」――その確信がもてなくなったのです。医学部の授業に興味がもてないことが、そのことに拍車をかけました。

大学ではラグビー部に入学しました。先輩たちとのつき合いも生まれ、それなりに楽しくやっていましたが、やはりここでも、自分の悩みを共有できるような親友もつくれないままです。同級生とくらべ、自分は医師としての適性に乏《とぼ》しいのではないかという不安もありました。「このまま医者になってはいけない」とも思いました。

そうかといって、中退して、ほかの道を探すこともできません。不安を抱え、自信もてないままでしたが、それでも自分なりにがんばり、規定の単位を取得し、1999(平成11)年に卒業し、医師国家試験に合格することもできました。

親のダメ出しが「自己否定感の強い子」をつくる

もう一度いいますが、「うつ」になる直接のきっかけは、「リストラや経済的破綻などの社会的要因(社会的ストレス)」や、「職場や家庭の人間関係によるストレス」です。

しかし、その基盤の多くは、親子関係にあります。どういう親であるか、そして、親にどういう育て方をされたかによって、うつになりやすい考え方がつくり出されます。

うつ病になる人は、特有の考え方をする傾向が顕著ですが、その考え方は、親によってつくられます。〝刷《す》り込まれる〟といったほうが適切でしょう。

特有のこととして、否定的な考え方をします。

具体的には、

「自分は生きている価値がない。いてもいなくても、どうでもいい存在である」

など、自分を価値のない存在とみなします。

では、どうして、自己否定の考え方がつくられるのでしょうか。

僕の場合を例に挙げると、母は「いい成績」「いい学歴」「いい地位」にしか価値を認めない人でした。母は僕に、そうなるように求め、強要しつづけましたが、僕はその望みに沿う自信はありませんでした。

自信はなかったけれど、医学部に合格できました。では、自分に自信がもてるようになったかというと、そうはならなかったのですから、皮肉なものです。

医学部に入学したけれど、医学の勉強に自信がもてませ

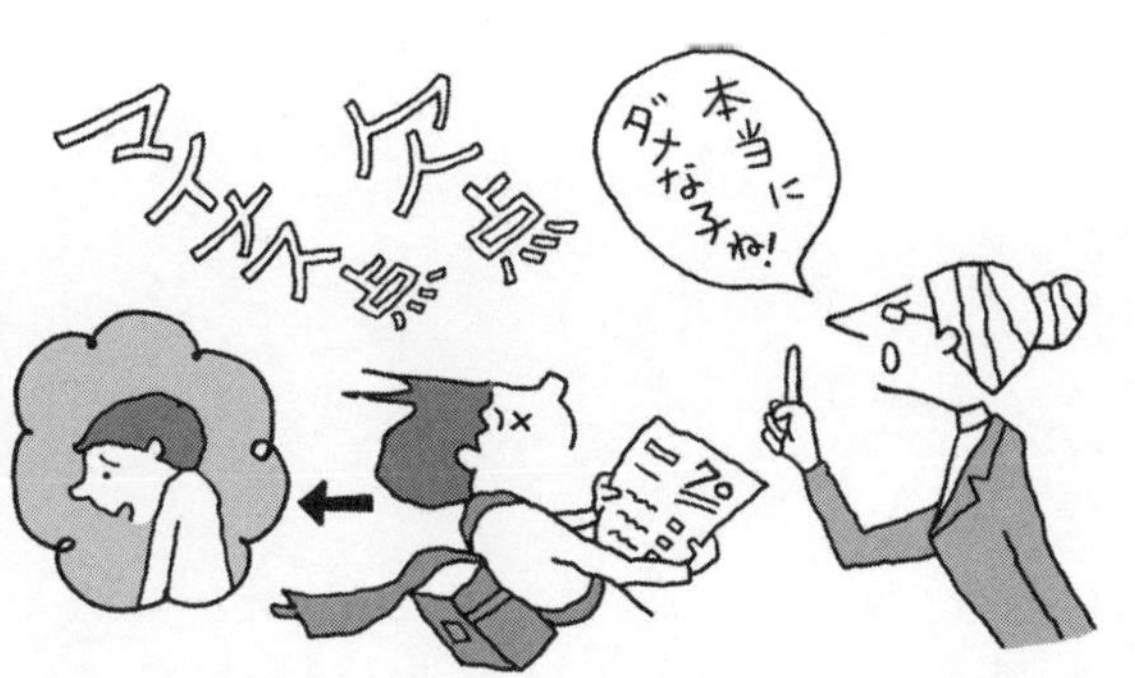

親に叱られつづけた子は、自分を否定し、自信がもてなくなる

ん。しかし、僕の意識には、「しっかり勉強して、一人前の医者にならなければならない」という刷り込みがなされていました。母による刷り込みです。

だから、医師としてやっていくことに自信がもてない自分を、「ダメなヤツだ」と自分で否定してしまいます。また、勉強に励んでいないと、深い罪悪感にとらわれるのです。

そして、そのマイナスの思いは、「生きている価値がない」という、さらなる自己否定へとふくらんでいくのです。

うつの患者さんたちを問診してもわかりますが、みなさん同じように「自己否定の観念のとりこ」になっています。

たとえば、子供のころから親に、「何をやってもダメなんだから!」とか、「(ほかの兄弟とくらべて)どうして、あなただけ成績が悪いの!」など、欠点やマイナス点ばかり指摘され、怒られつづけたら、子供は自分自身をどのように評価するでしょうか。

自分に自信も自尊心ももてず、「自己否定感」にあふれた人間に育つでしょう。

長所を親がほめるから、子供は自信や自尊心をもてるようになるのです。

自己否定の観念が強い人間が成長して、社会へ出るとどうなるでしょうか。

逆境に置かれたとき、何もできない自分に対し、強く自分を責め、自責の念ばかりにとらわれるようになります。その状態で、意欲が湧くでしょうか。逆境をはね返そうと、強い意志で行動できるでしょうか。

自責や自己否定の観念が強い人は、自分のことが嫌いです。うつになりやすい人は、自分を嫌いなことも特徴のひとつです。

「自分を好き」といえる人からすると、自分を嫌いということ自体、信じられないかもしれません。なぜなら、そういう人にとって、自分を好きなことは当たり前だからです。

こんにち、「自分を好きになれない」「自分を愛せない」という人が若い世代を中心に増えているといわれますが、そこにはうつ病の増加と通底する原因があります。

自分で自分を認めてあげられる人は、大丈夫

うつになる人のなかには、「誰も自分を認めてくれない」という意識があり、それにとらわれていることがあります。

患者さんのなかには、相手、つまり、上司や同僚、パートナーなどに認めてほしいと思っている人もいます。しかし、相手には相手の考えがあり、こちらが思うようには認めて

くれないこともあるでしょう。

人が人を認めるということは、どういうことなのでしょうか。

それは、「あるがままの存在を認める」ということです。

前述しましたが、私の母は、学校の勉強ができる僕を認めてくれましたが、できない僕を認めてはくれませんでした。成績がよければ認めて、悪ければ認めないというのなら、それは条件付きの愛です。

成績が悪かろうと、ほかの子供ができることができなかろうと、ひとりの尊厳ある人間として、また、自分の子供として認める。親がそのような観念をもって接すると、子供は自然に、自分が認められていると感じ、自分で自分を認められるようになります。

ところが、認められていないと受け止めると、それは自己否定の意識を生みます。つまり、自分で自分の存在価値を認めることができなくなってしまうのです。

義務感がストレスを生み、うつへとつながる

「人間関係によるストレス」は、うつの大きな要因です。

職場や家庭をはじめ、人間の集団では、かならず人間関係が存在します。人間関係によるストレスのタネ（ストレッサー）は避けられませんが、ストレスとして感じる程度は人によって違います。

たとえば、主婦でうつになる人に多いのは、義務感で家事をおこなっている場合です。「家事は主婦である自分がやるべきもの」という義務感でやっているとしましょう。はじめはなんとかなるかもしれませんが、生活に喜びや楽しみがないと、そのうち心が苦しくなってきます。

なぜなら、義務でやっていると、そこに楽しさを見つけることがないし、じっさいに楽しくないからです。

義務感とともに、夫に対して責任感も感じています。そのため、ふつうに家事ができないと、主婦失格の意識をもちます。しかも、こういう人の場合、夫もまた、専業主婦は家事を万端　滞《とどこお》りなくやって当たり前、という意識になりやすくなります。

こういう関係性にあって、義務として主婦業をがんばっていると、やがて心が疲れてきて、うつ状態を引き起こします。家事をする気力が湧かないし、やらねばならないと思えば思うほど、できなくなってしまいます。

また、義務感から仕事をがんばり過ぎて、うつ病になる人もいます。サラリーマンを例にとると、現在の仕事がハードであっても、好きで楽しんでいるのであれば、うつ状態になるおそれはあまりありません。

いっぽう、いまの仕事が好きではないのに、生活や家族のためにやらなければならないという義務感が最大の動機になって仕事をがんばる人もいます。

しかし、「○○せねばならない」「○○であらねばならない」という義務感は、心を疲れさせ、やがて苦しくなって、うつ状態に陥る原因になりかねません。

また、好きな仕事を楽しんでいるなら、うつになるおそれはあまりないと先に述べましたが、そういう場合でも、がんばり過ぎるとうつになることがあります。

では、なぜ、うつになるのでしょうか。

それは、たとえ好きな仕事でも、「仕事であるからには義務感や責任感がともなう」からです。

上司に期待されれば、誰だって、それに応えたいと思うでしょう。義務感や責任感を過度に感じる人の場合、心が苦しくなるまでがんばることがあります。「まだ足りない」「もっとがんばらくちゃ」と自分を追い込みつづければ、心はSOSを発したくなるでしょう。

また、親の事業を引き継いだ場合なども、親の期待に応えたいという気持ちが強過ぎると、がんばって事業を拡大しようとしたりするでしょう。

しかし、義務感を背負い過ぎてがんばると、やがて心が疲れ、苦しくなり、うつになることがあります。

優秀なビジネスマンや、恵まれた状況にある二世社長が、僕の患者さんにいたりするのも、こうした理由によるものです。

義務感や責任感があるから仕事で好成績を上げられる、しかしそのいっぽうで、がんばり過ぎれば心を壊す。そのぎりぎりのところにいる人が多いような気がしてなりません。

やはり「マジメな人」がうつ病になるのか

一般的に、「真面目な人がうつ病になる」といわれます。「真面目で、きちょうめんな人がなりやすい」ともいわれます。

なるほど、不真面目でいい加減な人は、うつ病にはならないでしょう。そのことを考えると、真面目な人はうつ病になりやすいといえるかもしれません。

真面目という概念は、非常にあいまいです。たとえば「あの人はくそ真面目だから」という場合、真面目なうえに、融通《ゆうづう》が利かないという意味もふくんでいます。人を表するのに、非常に都合のいい言葉でもあります。「不真面目だから、ダメなのよ」などと、真面目、不真面目で決めつけ、片づけることができるからです。

免疫学の大家である、安保徹《あぼとおる》教授に、『まじめをやめれば病気にならない』という著書もあります。うつの患者さんのなかにも、「生真面目なためにうつになった」と自分でいっている人がいました。また、自分に対して「もっと、ちゃらんぽらんになろう」と声かけしているという患者さんもいます。

では、どういう人が、うつ病になりやすいのでしょうか。それが本書を貫いているテーマです。

うつ病になる人は「うつになるような考え方」をしています。考え方が、うつになりやすいか、うつになりにくいかを決める非常に重要な要素になっています。

どういう考え方をする人が、うつになりやすいのでしょうか。僕の体験や患者さんの実例を交えながら、次章でそれを解き明かしていきましょう。

あなたのココロとカラダ、大丈夫ですか――

＊「忙しい」という字は「心」を「亡くす」と書きます。体だけでなく、心も休ませてあげましょう。

＊「意欲が湧かない」「早く目覚める」「集中力がない」「食欲がない」「性欲がない」……心のSOSは、こんな状態として現れることも知っておきましょう。

＊「人生は、何度でもやり直しがきく」と、自分を大きな気持ちで許し、見守ってあげましょう。

＊好きなことや、好きな仲間とは楽しく元気にやれるのに、会社や学校、仕事に行こうとすると、とたんに気分が重くなり、体調が悪くなることがあります。これは、あなたのわがままのせいではありません。思いきって、その環境から離れてみるのも手です。

＊能力や人格、人間性を否定されつづければ、誰でも傷つき、自信をなくします。でも、そこで自分を責めたり、自分を否定したりすると悪循環になります。

＊大変な仕事や、経済的な事情、人間関係のストレスなどが「うつ」のきっかけになります。でも、じつはその根底にあるのが「親子関係」。親に認められ、励まされて育った子ほど、

自分を信じ、自分も人も愛せる人になる。大きなストレスにも強くなるのです。

＊「○○せねば」「○○であらねば」という義務感が強い人ほど、心は疲れます。心を解放し、もっと楽しんでみましょう。

2章

●いまの医療への疑問

「薬」では僕のうつも患者さんのうつも治せない

——カラダとココロに不安があるあなたへ——

精神科医は「心の専門家」ではない

一般の人は、精神科医のことを「心の専門家」と思っているでしょうが、それは大いなる誤解です。僕はこのことを、「心の専門家幻想」と呼んでいます。

なかには「精神科医は医者ではなくカウンセラーだ」と思っている人もいるようですが、それも認識違いです。

こういうと、多くの人は、うつ病は心の病気なのに、それはおかしいと思うでしょう。そのとおりですが、現在の医療システムがそうなっているのです。

現在では、病院には「臨床心理士」がいて、必要に応じて、カウンセリングをおこないます。しかし、精神科の医師がカウンセリングをおこなうわけではありません。

一般的には、精神科医は、患者さんから症状を聞き取り、標準的な診断基準にあてはめて診断をして、病気に応じて投薬をします。このように分業体制になっています。

医師は、患者さんの症状に加え、仕事や家族関係についてまでは聞きます。しかし、うつの原因となっている考え方や人間関係にまでは踏み込みません。

うつ病は「脳の病気」なのか

なぜ、以上のような状況にあるのでしょうか。

それは、現在の精神科において、それをよしとしているからにほかなりません。第一章で述べましたが、精神科の病気は、症状によって診断します。症状が該当すれば、「うつ病」「統合失調症」などと診断します。

いっぽうで、精神科では、脳生理学に準拠して、うつ病や統合失調症は、脳の機能不全によって起こると考えています。「心の変化は脳の変化」という考え方に立っています。

どういうことかというと、脳には、感情や感覚にかかわる神経があります。「興奮系の神経細胞」もあれば、「抑制系の神経細胞」もあるし、それらを「調整する神経細胞」もあります。これら3つの神経細胞のバランスによって、心はさまざまな状態になり、感情も湧《わ》き上がってきます。

それぞれの神経細胞からは、固有の神経伝達物質が分泌《ぶんぴつ》されます。

「興奮系の神経細胞」からは、ノルアドレナリン、ドーパミン、アセチルコリン、グルタミン酸などが分泌されます。

これらがバランスよく分泌されると、気分がよいし、しかも適度な緊張感が保てます。

この状態では、元気もあるし、やる気もあります。いっぽう、これらの物質が不足すると、元気も覇気《はき》も失われ、気分が沈滞します。

「抑制系の神経細胞」からは、ギャバ（GABA、γ-アミノ酪酸《らくさん》）などの神経伝達物質が分泌されます。ギャバは、脳が興奮したさいに歯止めをかけます。いわばブレーキで、興奮系とのバランスをとっています。不足すると、興奮がおさまらず、けいれんを起こすことさえあります。

「調整系の神経細胞」から分泌される神経伝達物質がセロトニンです。セロトニンの働きは特異的で、元気を出すいっぽうで、興奮し過ぎるとそれを鎮《しず》める働きがあります。そして「セロトニンの不足はうつをもたらす」といわれています。

心や感情が安定している状態では、それぞれの神経細胞からそれぞれの神経伝達物質が、よく分泌されています。ところが、これらのバランスが崩れると、心や感情、情動に変化が起こります。やたらと怒りっぽくなったり、イライラしたり、覇気ややる気がなくなったり、悲しみに沈んだり、不安にとりつかれたりします。

うつ病の治療薬は、これら脳内物質の生理学に立って開発されたもので、神経伝達物質のバランスを整えるのを目的にしています。

精神科では「セロトニンの異常がうつを引き起こす」との診方《みかた》に立っていますが、それはあくまで仮説です。僕は、セロトニンの異常もストレスの結果ではないかと考えます。

医師は健康や病気予防のプロではない

一般論ですが、医者は健康についての知識をもっていません。

こう断言すると、一般の方たちは怪訝《けげん》に思うのではないでしょうか。

「お医者さんって、健康についてのプロではないの？」と。

本当は、それをいうなら、「医者は対症療法のプロ」なのです。

いっぽうで、現在では、医療界を挙げて「病気になって治療するよりも、ならないように予防することが大切」とも訴えています。ここには矛盾《むじゅん》があるし、どうしてなのだろかと、一般の人は疑問に思うでしょう。

なるほど、「病気になって治療するよりも、病気にならないように予防することのほうが大事」といわれれば、それはそのとおりでしょう。誰もが理解できることです。

わが国では、昭和40年代から、心筋梗塞《しんきんこうそく》や脳梗塞、糖尿病《とうにょうびょう》など、いわゆる生活習慣病が増加してきました。それによって医療費がふくらみ、それを抑制するためにも、予防の重要性が訴えられてきました。

そして、2008(平成20)年からは、40歳から74歳の男女を対象に、メタボリックシンドローム撲滅《ぼくめつ》のための特定検診・特定保健指導がおこなわれるようになりました。

メタボリックシンドロームは、過剰に蓄積した内臓脂肪を基盤に、高血糖、高血圧、血中の脂質異常などをともなった状態です。この状態が進むと、心筋梗塞や脳卒中、糖尿病などの重大な病気の発症につながります。

そのため、メタボリックシンドロームの段階で改善して、これらの病気になるのを防ぐのが、特定検診・特定保健指導の目的です。

このような流れに立つと、「医師や病院は病気の予防に力を注いでいる」「医師は健康についての知識をもっている」ように思えます。

しかし、じっさいはそうではありません。それは現在の医療行政、医療の在り方がそれを目的としたものにはなっていないからです。

簡単にいうと、病気の予防について、医師がいくら時間をさいて患者さんに教えたとしても、診療報酬にはなりません。けっきょくは、診察や検査をしないと、診療報酬が得られないシステムになっています。

もっとわかりやすくいえば、診察や検査をしないと、病院や医師が儲《もう》からない仕組みになっているのです。

だから「予防が大事」という言葉には欺瞞《ぎまん》があります。しかも、というか、だからというべきでしょうか。一般論としてですが、現実は、病気予防や健康増進について勉強や研究をしようとする医師はあまりいません。

うつは、生き方や人間関係のストレスが原因で発症します。ですから、予防や改善のためには、生き方や人間関係を見直し、改めるとともに、健康な体づくりをすることが求められます。しかし、それを医師に頼っても、多くの医師は、それに応えてはくれません。

「医師は人の心がわからない」と言われる理由

「医師は心の専門家ではない」と述べましたが、それどころの話ではありません。

現代において、どのような人が医師になっているのでしょうか。

それは、ＩＱが高く、受験勉強ができた人たちです。

現代の日本は、学歴社会が崩れたのでしょうか。それとも崩れていないのでしょうか。それは判断の違いによるでしょうが、いずれにしても、東大、京大、医学部がエラい、という学歴信仰は厳然としてあります。いや、医学部に関しては、その信仰意識は以前よりも高まっているのではないでしょうか。

多くの方には信じられないでしょうが、「なぜ、医学部進学を目指すのか」の大きな理由として、「親が望むから」が挙げられます。親が「社会的ステイタスがある人間がエラい」、という固定観念を、強くもっているのです。これは偏見に違いないのですが、社会的ステイタスが高い典型的な職業といえば、医師が挙げられます。だから、医学部に進学し、医師になるようにし向けます。

こうして、親のいうことを聞くよい子が、小さいころから一生懸命勉強して受験戦争を勝ち抜き、難関の医学部に合格し、医師になります。

医学部の入学試験では、面接の比重は大きくありません。合否の判定には、人格も人間性もあまり関係ないのです。しかも、医学部のカリキュラムで、心理学は教養課程における一単位だけです。ちなみに、食事・栄養学の講座はありません。

また、現在は、精神科の臨床の現場では、心理的なことについては臨床心理士という専門家がスタッフとして配備され、医師の業務と棲《す》み分けがなされています。

加えて、医師になった人の大半は、ガリ勉一辺倒で、よい成績をとって医学部に入学できた人たちです。成績重視の観念が根深く植えつけられ、医師になれたことにプライドをもっています。そういう意識は、人とコミュニケーションすることへの関心や興味を遠ざけます。医療の現場では、ドクター・ハラスメントが問題になっています。厳しいことをいいますが、こういう医師にカウンセリングを望むのは無理とも思えるのです。

病気の原因を探らずに、薬を処方する不思議

精神科の多くでは、患者さんの症状を聞いて、「DSM-Ⅳ」というアメリカ精神医学会の診断基準に従って診断しています。

「意欲が湧かない」「食べられない」「眠られない」「体重が減少してきた」「焦る」「集中力がなくなった」「性欲が湧かない」「死にたい」のうち、5つぐらいが該当すれば「うつ病」

と診断されます。

もしも仮に、読者のあなたが「うつ病と診断されたい」と思うなら、この基準に当てはまる症状を精神科医に伝えてみましょう。「うつ病」との診断が下るはずです。

しかし、なぜ「うつ病」と診断されたいと思ったのでしょうか。そのことを、もう一度考えてみてほしいのです。

自分のしたいことができていない状態にあり、医師や周囲の人の助けを必要としていたのではないでしょうか。あるいは、〝病気〟という理由がほしかったのではないでしょうか。いずれにしても、精神科を受診すれば「うつ病」か、うつ病と診断されなくても、「適応障害」「不安障害」など、なんらかの病名がつき、薬が処方されます。

話はすこし横道にそれますが、医師の武器は、薬や手術、放射線です。日本の医師は、医学生時代から、ひたすら病気とその治療について学んでいます。

ところが、医学部時代の教科書を思い出してみると、多くの病気が原因不明と説明されていたように思います。「本態性高血圧」とか「特発性○○」などという病名は、原因不明を体裁《ていさい》よく言い換えているだけです。

しかし不思議なことに、治療法は書いてあるのです。降圧剤や精神安定剤、多くの病気に用いられるステロイド剤。がんなら、抗がん剤や手術や放射線……。ただし、たとえば、降圧剤を飲みはじめたとして、それをいつやめたらよいのか。そこまでは教えてもらっていません。

本来、原因がわからないなら、根治のしようがないのですが、「治療のガイドライン」に従って治療していると、医師としては、一応、安心していられます。

現代医学では「遺伝」というブラックボックスのなかに放り込まれていることがたくさんあります。このなかには、親から子に引き継がれる考え方やコミュニケーション、食生活もふくまれます。これらを改めることによって、自分で健康を回復することができるのですが、多くの医師はそれを指導しません。

さて、話を戻しましょう。

患者さんは、ずっと薬を飲みつづける治療を希望して病院を訪れたのでしょうか。そうではないでしょう。健康を回復したくて医師を頼ったのに、医師はブラックボックスのなかにある病気の原因を探すことなく、薬を処方するのです。

精神科医は、いろいろな専門医のなかでも、とくに薬好きです。精神科医が「心の専門家」であると思っていると、医師も患者さんも互いに不幸です。

現在では、臨床心理士やカウンセラーを備えた病院もあります。そのため、若い精神科医はますます、診療の範囲を診断、投薬に特化すればいいような風潮になっています。

だから、精神科医はうつ病を根治できない

「抗うつ薬」は、脳の神経伝達物質のバランスを整えて、うつを改善させるのを目的にしています。この薬には、いろいろな種類があります。

代表的なものに、「選択的セロトニン再取り込み阻害薬（ＳＳＲＩ）」があります。セロトニンにアプローチする薬はほかにもさまざまありますが、要するに、脳内のセロトニンを増やすのが目的です。セロトニンが増えると、心が落ち着くし、やる気も湧いてくるといわれています。

ほかに、ノルアドレナリンを増やしたり減らしたりする薬もありますが、現在の主流はセロトニンに作用する薬です。うつは、現在はセロトニン仮説がまことしやかに喧伝《けんでん》されています。仮説に過ぎないのに、真実であるかのように伝わりはじめています。

もちろん、患者さんのなかには、抗うつ薬を服用して改善し、再発しない人もいます。

しかし、そういう患者さんは、うつになったのをきっかけに、人間関係や生き方に関しての考え方を変えています。再発の予防には、むしろ、そのことが功を奏していると考えられます。

脳内の神経伝達物質に関しては、「それらのバランスが崩れると、うつになる」といわれていますが、それ以前の問題として「バランスが崩れたのはストレス状況下での結果」と考えられないでしょうか。

確実にいえることは、現在多いのは、人間関係や考え方が原因でうつになった人たちであること。そのことからも、薬ではうつは治せません。

抗うつ薬を服用することによって、一時的に症状を抑えることはできます。しかし、けっきょく、抗うつ薬を使うのは対症療法であり、根本的な治療ではありません。このことからも、精神科医は、心の専門家ではなく、対症療法の専門家だと思うのです。

なぜ僕は「抗うつ薬」に否定的なのか

一般に、抗うつ薬には副作用があります。というより「副作用がない抗うつ薬はない」

といってよいでしょう。

たとえば、SSRIは、不眠、不安、焦燥感《しょうそう》、易《い》刺激性（音、接触など、刺激に過敏になった状態）、衝動性の亢進《こうしん》、躁《そう》状態、自傷・自殺の念慮《ねんりょ》が高まることなどの副作用が報告されています。

副作用の面からも、僕は抗うつ薬の使用を勧めません。

しかし、それ以上に、抗うつ薬のよくないところは、根本の原因を隠し、症状を消してしまうことです。

本来、うつ状態とは、ストレスを受けていることを教えてくれるサインなのです。というより、「これ以上無理をしつづけてはいけない」と、体が発する〝警戒警報〟だと考えられます。これについては第三章で詳しく述べています。

ところが、抗うつ薬を服用すると、どうなるでしょう。

抗うつ薬にもいろいろな種類がありますが、いずれも、落ち込んでいる気分を高めようとするものです。「強制的に高める」といってよいでしょう。

すると、どうなるでしょうか。表面的には、落ち込んでいた気分が回復します。人によっては、気分が高揚《こうよう》し、テンションが高くなります。高揚し過ぎて、暴力的になることもあります。

いずれにせよ、症状がやわらぐわけで、それは鳴っている警報装置のスイッチをムリヤリ止めたことになります。たとえば、家庭の警報装置がけたたましく鳴ったとしましょう。「うるさい！」と、スイッチを切って、終わらせるでしょうか。もしも火災なら、消火しませんか。

薬を服用してうつの症状を抑えるのは、警報装置を切っただけで、火災を見て見ぬふりをしているのと同じことなのです。

薬を飲みつづけるということは、警報装置をオフにしっぱなしにしているということです。症状を消すことはできますが、うつの根本原因は解決されていません。

自分を苦しめる考え方をつづけていたり、厳しい人間関係のなかに居《い》つづけたりすると、警報装置が大きく鳴りはじめます。

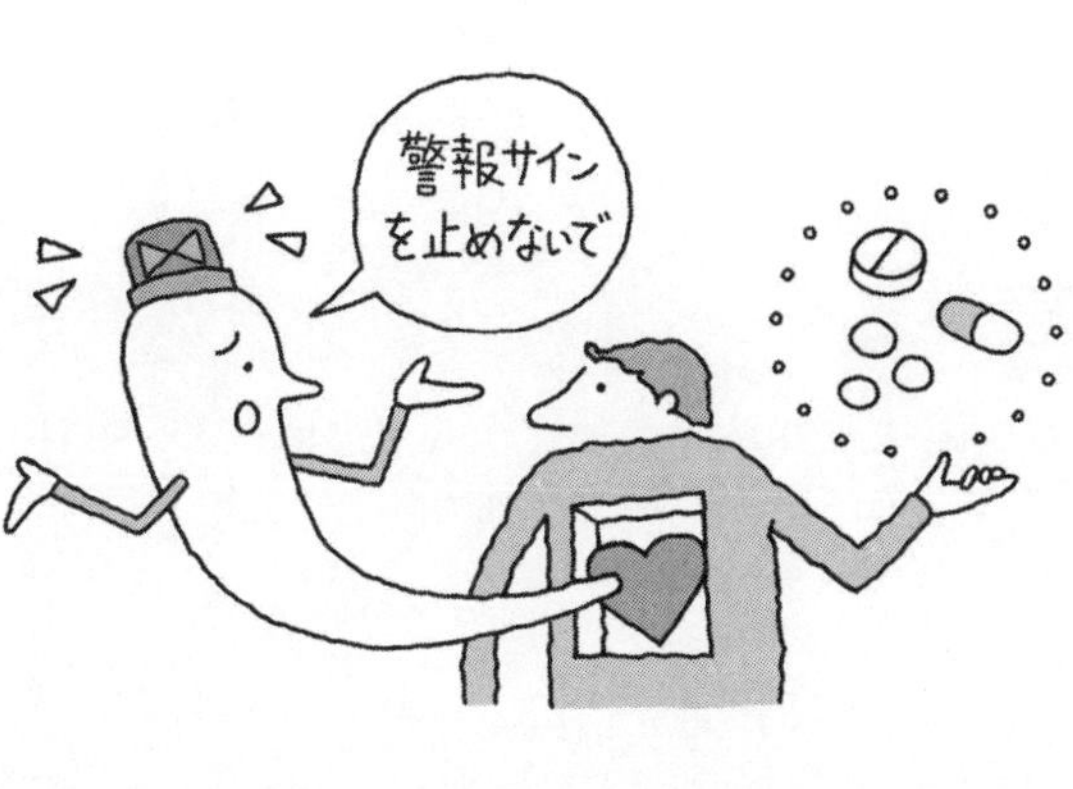

抗うつ薬の服用は、体が発する警報をブチ切りするようなもの

それを薬で抑える医師は、さらに薬を増やして、警報装置である症状を消そうとします。これでは、根本的治癒からますます遠のいていくことは明らかです。

くり返しになりますが、うつ状態になって症状が出ているということは、体が発する警報のサインです。

このときこそ、人間関係や考え方を考え直すチャンスです。抗うつ薬の服用は、その機会を逃すことになり、じつにもったいないことなのです。

自分に自信がもてると、患者さんは薬を手放す

僕の診察を求めて来院する患者さんのうちの多くは、これまでほかの精神科で受診した経歴があります。抗うつ薬の服用をつづけたけれど、治らないので、薬を使わない精神科医を求めてきます。患者さんのなかには、抗うつ薬の服用をつづけている人もいます。

そうした患者さんに対して、僕はメンタルセラピーをおこないます。患者さんとともに考え、うつになった原因を改善し、心を楽にしていきます。

たいていの人は、人間関係や考え方に根本の原因があるので、そのことに気づくように

質問を投げかけます。患者さんが、それら原因を認識できたら、うつは半《なか》ば治ったようなものです。

そこで、抗うつ薬をどうするかですが、僕のほうからは、すぐやめるようにとはいいません。薬をやめることに不安がある人の場合、その不安を解消するほうが先だからです。不安がなくなれば、薬を減らしやすくなり、やめることもできます。自分に自信をもてるようになったら、つまり、自分を信じることができるようになったら、自然に薬を手放すことができるのです。

患者さんのなかには、ほかの精神科にもかかりつづけている人もいます。精神科では一般に、新たな症状を訴えると、処方する薬がまたひとつ増えます。

精神科で出す薬は抗うつ薬だけでなく、抗不安薬や鎮静薬、睡眠導入薬、便秘薬、抗コリン薬などがあります。だから、症状をどんどん訴えると、服用する薬は7種類、8種類にもなり、薬漬けになってしまいます。なかには1日50錠近くも飲んでいる患者さんがいました。

くり返しますが、症状は、考え方や人間関係を見直す好機です。薬を服用して症状を麻《ま》痺《ひ》させるのではなく、根本からの解決を図りましょう。

あなたのココロとカラダ、大丈夫ですか――

＊精神科医は「心の専門家」ではないことを知っておきましょう。また、あなたが精神科を受診した時点で、なんらかの〝病名〟がついてしまうことも心得ておきましょう。

＊脳を〝快〟に保つためには、心を楽にする考え方をしましょう。

＊薬を使って〝脳内物質〟を調整しても、それは根本的な解決にはなりません。心を苦しめる考え方や生き方を楽にすることが、じつは改善の近道なのです。

＊「うつ」は、心身から発せられた非常警報です。薬の服用は、この警報のスイッチを〝ブチ切り〟するようなもので、災害はつづいている状況と考えましょう。このまま心身に生じている災害を放置すれば「過労死」や「突然死」、「自殺」へ近づいていきかねないことを知っておきましょう。

3章

●うつと心の関係

僕は「考え方」を変えてうつを克服した

いつも、がんばり過ぎてしまうあなたへ――

大幅に体重が落ち、心が明るくなってきた

僕は、考え方を変えるとともに、食事を変えて、うつを卒業しました。

薬に頼らず、うつを自分の力で治そうと決心した僕は、すぐに食事を変えました。すると、数日で体調が変化し、回復に向かっていることが実感できました。

体重は2か月間で20キログラムも減り、体調は本当によくなりました。朝、スッキリ目が覚めますし、夕方になっても元気に活動でき、勉強やさまざまなセミナーに積極的に参加できるようになったのです。

いっぽう、考え方を変えることに関しては、手探りの状態でした。きっかけとなった『成功哲学』の本や自己変革の本、うつ病や心理学の本などを読みあさり、模索《もさく》しながらのチャレンジでした。それらのうち、柱となったのは、前述した『成功の9ステップ』です。

うつになる人は、自己否定感が強く、自分に自信がありません。また、「○○であらねばならない」という固定観念にしばられています。

しかも、厄介なことに、こういった考え方が潜在意識に刷《す》り込まれてしまっています。

うつを改善するためには、その「潜在意識を変える」ことが必要で、そのためのいろいろな方法を試みました。

とくに「うつになりやすい考え方」を変えることは、非常に効果がありました。

うつになった人は、「うつになる人特有の考え方」をしています。そういう考え方をするから、うつになるともいえます。ですから、うつ状態から脱するためには、まず何より、その特有の考え方を変えることを勧めています。

うつになる人と、ならない人の違い

「因果関係」という言葉がありますが、すべて物事は、原因があって結果があります。原因のない結果はありません。何か原因があるからこそ、そういう結果になるのです。

この因果の法則に立つと、うつになったことにも原因があります。

最近のうつ病は、リストラや経済的負担などの「社会心理的要因」や「人間関係によるストレス」が原因で起こるものが多いとみられています。それらは直接的な引き金としての原因です。しかし、同じような状況に置かれても、うつにならない人もいます。

うつになる人と、ならない人、どこに違いがあるのでしょうか。

その最大の違いは、考え方にあります。

うつになる人は、「うつになるような考え方」をしています。いっぽう、逆境に置かれても、うつにならない人は、「うつにならないような考え方」の持ち主なのです。

もうすこし、具体的にいいましょう。

うつになる人は、いやなこと、よくないことばかりに目が行き、うれしいこと、楽しいことに目が向かなくなっていく傾向があります。

いやなこと、よくないこと、ネガティブなことにとらわれ、そういったことばかりを考えていると、当然ですが、気分は落ち込みます。

うつになる人は、いやなことが頭のなかを占領し、その結果、うつ状態を引き起こしているのです。

また、うつになる人は、自分を責める傾向があります。うつになったことに対しても、「(うつになったのは)自分が弱いからだ」「自分のせいだ」と、考えがちです。そして、うつになった自分を嫌悪します。

たとえば、何か失敗したとしましょう。ある人は「この失敗は最悪だ」と思い、ある人は「次はこの失敗を活《い》かして、やり方を変えてみよう」と気持ちを切り替えます。「運が悪かった」と、何かのせいにする人もいるでしょう。

でも、うつになる人は「自分がダメだから失敗した」「失敗したのは自分のせいだ」と自分を責めてしまうのです。自分を責め過ぎてしまう傾向があるのです。

こうした「自責の念」は、自己否定につながります。自分をダメな人間と見なし、生きているのに値しないなど、自己否定をします。自己否定からは、元気にがんばろうという意欲は湧いてきません。

さらには、うつになる人のなかには、他人を責める傾向が強い人もいます。他人を責めてばかりいると、自分の考え方を変えたり、人間関係を見直したりすることができません。そして、そのことが、結果的に、うつを引き起こす要因になっているのです。

重病や過労死、自殺の前段階

この本の読者の多くは、ご自身がうつで悩んでいる方、あるいは家族や知人にうつの人がいる方だと思います。医療関係者もいるかもしれません。

みなさんは、うつをどのようにとらえているでしょうか。

うつは、心の悲鳴です。うつの人は、生き方において、迷路に足を踏み入れ、迷い込んでいる状態です。あるいは、がんばった末に心身が疲弊《ひへい》しています。

たとえば、会社でがんばって働いているのに、上司が認めてくれない。そればかりか、「君は、何をやってもダメだな」と、パワーハラスメント的な言葉を浴びせられる。あるいは、新規の取引先との成約に成功したのに、「私なら、もっと大きい金額の取り引きにできた。この程度の売上げでは、とても評価できない」などと、嫌みをいわれたりします。

こんな状態でがんばりつづけたら、どうなるでしょう。

心だけでなく、体も疲弊し、うつになってしまうでしょう。うつにならなくても、自律神経失調症や胃潰瘍《いかいよう》、過敏性腸症候群《かびんせいちょうしょうこうぐん》などを発症する人もいます。

それでもさらにその職場で働きつづけたら、やがては「重い病気」になったり、「過労死」したり、「自殺」したりすることもありうるでしょう。

そうなったら、元も子もないでしょう。現実問題として、過労死する人はいるのです。

うつの果てに、重い病気や過労死が控えているのだとしたら、うつは「その前段階」といえるのでないでしょうか。

つまり、うつになったのは、「いまやっていることを見直せ」と、体が発した非常警報なのです。こんな言い換えもできます。

「うつは、重い病気や過労死、自殺などから、あなたを守ってくれている」と。

「うつ」という症状を前向きにとらえる

世間では、「症状＝悪いもの」としてとらえる傾向があります。

たとえば、風邪をひいて熱が出ると、氷で冷やしたり、さらには解熱剤を服用して熱を下げようとします。また、下痢をすると下痢止めを飲んで下痢を止めようとします。

つまり、発熱や下痢を悪いもの、すなわち病気としてとらえているから、強制的にでもそれらの症状を止めようとするのです。

しかしこれは、ものごとの一面しか見ていません。

風邪をひいて熱が出るのは、体の免疫のシステムが働き、代謝を高めて毒素を体外に出しているからです。また、悪いものを食べて下痢をするのは、腸が掃除をするからです。

「症状即療法」という言葉が古くからありますが、症状は体の悪いところを修復する過程で起きている現象なのです。症状が出ることは、すなわち、治療なのです。

解熱剤や下痢止めを飲んでしまうと、せっかく体が自分自身の力で治そうとしているのに、治す力を奪うことになります。

うつの場合は、どうでしょうか。

「何もする気が起きない」「気分が落ち込み、気が滅入《めい》りそうになる」「集中力が欠け、仕事や勉強をつづけられない」「わけもなく不安になる」「イライラして焦燥《しょうそう》感に襲われる」などの精神症状があると思います。

また、「夜寝つきが悪い」「朝起きられない」「頭痛や頭重感がある」「肩がこる」「微熱が出る」「疲れやすいし、疲れが取れない」「下痢や便秘をしやすい」などのさまざまな身体症状が出ることもあるでしょう。

こういう心身の症状にさいなまれるため、症状を悪者扱いしますが、じつは考え方を変える絶好の機会なのです。

うつ病の患者さんは、「夜眠れない」と訴えますが、なぜ、眠れないのでしょうか。眠れないときに、何を考えているのでしょうか。

いやなことを考えると、寝つきにくくなります。いっぽう、うれしいことを考えると、寝つきやすくなります。それが興奮までいくと、また眠れませんが、うれしい興奮を楽しんでもいいのではないでしょうか。

うつ病の患者さんが、「夜眠れない」のは、「寝る前に考えていることを変えてほしい」と、体が訴えているサイン、と解釈できるのです。

夜眠れないという人は、「寝なければいけない」という考えを柔らかくして、「寝られたら、ラッキー」程度に考え、夜を過ごすようにしてみませんか。

このように、うつという症状、状態を、「自分を健康にするきっかけ」ととらえることをお勧めします。

うつには過労が混じっている

職場のうつが増加しています。僕は主に人間関係のあつれきによると考えていますが、社会的な問題として深刻です。

会社の経営が悪化し、リストラがささやかれるようになると、社員の間で緊張が高まります。

リストラする側の任に選ばれた人も不幸です。会社の上司からは「○月いっぱいに○人をリストラしないと、君の立場も危うくなる」と脅《おど》されます。

リストラ役として、仕事だから仕方がないと、心を鬼にしてリストラを迫りますが、リストラの対象に選ばれた人たちから怨《うら》まれます。

それでもとにかくリストラを終え、「自分の責任を果たした」と思っていたところ、「君の任務は終わった。君の仕事はもうないから、やめてもらいたい」と退職を迫られたという悲しい話が、じっさいに少なくありません。

企業でリストラが進むと、社員の数が減るため、ひとり当たりの仕事の量や、それにともなう負担、責任も増えます。仕事が増えたけれど、次のリストラ対象者にならないためには、がんばってやるしかないと働きます。

こういう生活をつづければ、やがて体は極度の疲労状態に陥ります。当然、心も疲弊します。

僕が精神科医として病院で勤めていた当時、うつ病と診断した患者さんのなかに、過労の人がたくさんいたと思います。

うつになるまでがんばってしまう背景として、潜在意識にまで、「不十分感」が浸透していることが挙げられます。

つまり「がんばっても、がんばっても、まだまだ努力が足りない」という考え方が、心の奥底にまで刷り込まれていると、僕は見ています。

がんばり過ぎて自己破綻する

うつになる大きな要因のひとつは「がんばり過ぎ」にあります。がんばり過ぎた結果、心と体が疲れて、うつになります。

がんばるという気持ちは、本人の希望であれば必要なこともあるでしょう。

しかし、誰かから強制されて身についた、がんばりの場合はどうなのでしょうか。

前述したように、僕は母親から、勉強をがんばるようにと、いいつづけられて育ちました。がんばってよい成績をとれば、母はほめてくれるし、認めてくれます。しかし、成績が悪いと、「もっとがんばりなさい」と叱咤《しった》し、成績が悪い僕を認めてくれませんでした。

そのため、子供だった僕は、母に認めてもらおうとがんばり、難関の中学に合格し、さらに医大に入学しました。

とはいえ、そのがんばりは、母親にいわれ、それが刷り込まれたものなのです。

しかし、当時は、がんばらないといけないと思っていました。がんばらなければならないという気持ちが強迫観念のようになっているので、苦しくてもがんばってしまっていました。そのうちに心がひどく苦しくなって、ついには、うつ状態になってしまいました。

「これ以上がんばりつづけてはいけない。休みましょう」と、体がストップをかけてくれたのです。うつにならず、あのままずっとがんばりつづけていたら、僕はどうなったのでしょうか。

やりたくないことをするのに慣れている

僕からみると、今の日本人は、やりたくないことをやるのに慣れている人が多いように思えます。うつの患者さんたちに日々接していて、つくづくそう感じるのです。言い換えると、「自分が本当は何がしたいか」について鈍感《どんかん》になっているように思えます。

なぜ、そういうふうになったのでしょうか。

それは、子供のころからの受験勉強や習い事にあると思います。

その学科が好きでもないのに、いい成績をとらないといけないとか、受験のために必要だからと親にいわれ、勉強します。勉強といいますが、多くは丸暗記です。

また、親によっては、子供の適性や好き嫌いを無視して、ピアノ、英語など、いろいろな習い事をさせます。野球やサッカー、水泳などのスポーツもふくめると、その数が５つや６つにのぼる場合もあります。さらに、学習塾にも通います。

子供によっては、「自分はこれは好きではない」と拒否する場合もあるでしょう。あるいは、あまりにも合っていないことなら、やめてしまうはずです。

しかし、そのことに格別興味がなく、好きでもないのに、親の勧めるがまま、素直に従う子供もいます。

こういう人は、好きでもないことをやるのに、抵抗感があまりなくなってきます。そして「本当は自分が何をしたいのか」「何が好きなのか」が、わからなくなってくるのです。

また、社会に出て、好きではない仕事に就《っ》いても、抵抗感をもたない傾向があります。もとより、その仕事を本当に好きかどうかについて、考えなくなっています。

しかし、好きでもないことをしつづける生活をしているうちに、心が疲弊してきます。

そして、うつ状態になることがあります。

うつになっても、うつになったことを自覚しない人もいます。なぜなら、うつになる自分を認めてはいけないと、無意識のうちに思い込んでいるからです。

だから、思い当たる理由もないのに、やる気が出ないとか、朝起きられないと訴えて来院する人がいるのです。

目標を失うと、うつになる

うつになった原因を探っていくと、「やりたいことが見つからない」とか、「やりたいことができていない」という問題が背景に浮かび上がってきます。これは「目標がない」とか、「何を目標にしてよいかわからない」という悩みでもあります。つまり、目標を失ってしまっている状態です。

自分のやりたいことを見つけることは、私たち現代を生きる人にとって、大きなテーマになっているように思えます。

現代では「自分探し」とか「自己実現」という言葉の流行に見られるように、「自分にもきっと適職がある」と考える人が増えているように思います。

しかし、この考え方に立ったとき、適した職業が見つかればいいのですが、見つからない場合は、心がだんだんと苦しくなってきます。

仕事は、やりたくないのに、やらなければならないと思っている人がいます。

好きな仕事ではないけれど、収入を得なければ生きていけない。そのためには、我慢《がまん》して働かなければならない、と考えている人がたくさんいます。

いっぽうで、やりたくない仕事だけど、勤めているからには、きちんと働かなければならないし、人に遅れをとりたくないと思う人もいるでしょう。このような人は、がんばりはするものの、好きでもない仕事です。つづけていくには、相当な苦しさがともないます。

また、結婚して家族を養う立場になると、妻や子供のために働いて収入を得なければならない、という義務にしば

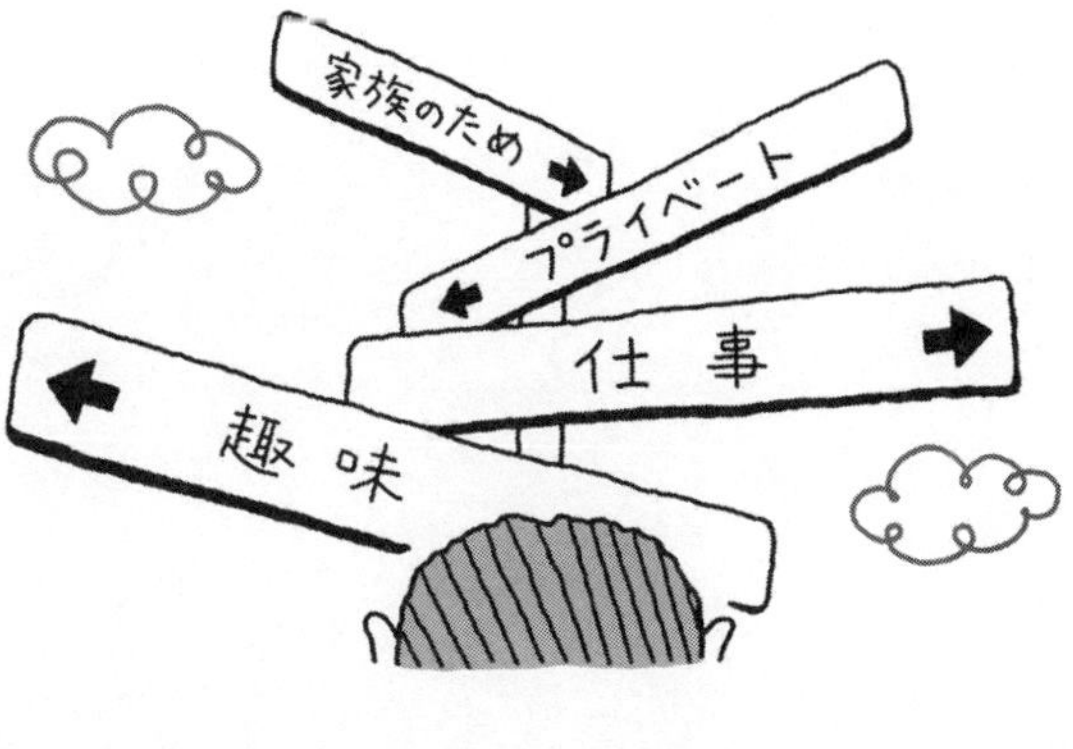

義務感にしばられると苦しいが
目標が定まるとうつにならない

られてしまう人もいます。

でも、義務感だけで一生働きつづけるのには、つらさがともないます。10年、20年と働きつづければ、心は疲弊し、うつ状態に陥ることがあります。

仕事に関しては、たとえ好きな仕事であっても、義務感でおこなえば、心が苦しくなることがあります。だから、好きで飛び込んだ業界の仕事に就くことができ、がんばって結果を出しつづけたけれど、その果てにうつになってしまう人もいます。

しかし、目標がしっかり定まっているとき、うつにはなりません。

また、仕事にやりがいやゲーム性を見つけて楽しんでいる人は、うつにならないし、仕事ですばらしい成果を上げています。

いっぽう、仕事はたんに収入を得るための手段と割り切って、プライベートに生き甲斐を見つけて楽しんでいる人もいます。こういう人も、うつになりにくいといえます。

〝強い夫〟がいると、妻や子の心にダメージが

家族といっしょにいるときにかぎって、うつの症状が出る人がいます。

たとえば、夫が立派過ぎると、妻がうつになることがあります。

具体例を挙げると、夫は学歴が一流で、大企業でビジネスマンとして働き、高収入。教養もあるし、私生活もきちんとしています。能力も高く、いつも意欲的なのですが、妻にはその完璧さが息苦しくなる場合があります。

妻には、子供の教育や家事を任せていますが、「妻はそれらを完璧にやって当たり前」という見方をする夫がいます。こういう夫は、育児や家事に少しでも問題があると、「こんなこともできないのか」と妻を責めます。また、子供の教育について意見が食い違った場合でも、夫のほうが論理的で、しかも口が達者なので、妻は自分の意見を胸のなかにしまい込んでしまいます。

こういう夫をいつも相手にしていると、妻はどうなるでしょうか。

たとえば、無力感にさいなまれ、自己否定をするようになります。

夫が性格的に強く、権力をもっていて、妻子を支配しようとする場合も同様です。

夫が強いと妻がうつになり、父親が強いと娘がうつになることがあります。夫（父親）がいうこと、することに対して、妻も子もノーといえない。そして、自分の考えや思いを心のなかに封じ込めることが習慣になると、心は苦しく、やがてうつ状態になります。

自分を抑え込むことが習慣になると、それは固定観念として植えつけられ、潜在意識に刷り込まれます。すると、その固定観念(潜在意識)が行動を支配し、やがてうつになるケースがすくなくないのです。

家族といっしょにいるときにかぎって気がふさぐなど、うつっぽくなる場合、原因は家族関係からきていると考えられます。

〝親の思い〟が強すぎると、子供の心が萎《しぼ》んでいく

私たちの考え方は、どうやってでき上がっているのでしょうか。生まれたばかりの赤ちゃんのときから決まっていたのでしょうか。

考え方というものは、育ててくれた人、すなわち親の影響を強く受けてつくられ、それは本人が望もうと望むまいと、潜在意識にまで刷り込まれます。刷り込まれたものが、自分の考え方になりますが、本人はそれを当然のもののように受け止めています。

親が自分の価値観を子供に強要すると、どういう子供が育つのでしょうか。たとえば、ある野球少年を例に挙げてみましょう。

この少年の父は元甲子園球児。大の野球好きです。息子にも野球をやらせ、地域の少年野球チームから、リトルリーグへとステップアップさせ、甲子園の常連チーム、そしてあわよくばプロに、という夢をもっています。

子供は、その父の〝熱い思い〟をよく知っており、また、自分も野球が好きなので（じつは、それは思い込みかもしれないが）、必死に練習します。

そのお父さんの場合は、野球の上手い下手、あるいは野球の上達のみを、子供の評価基準にするような人なので、子供もそれに従うようになります。

はじめのうちは、それでもよかったのですが、スポーツであれば、当然、相手やチーム内にも競争相手がいます。高いレベルでやれば、自分が負けることも出てきます。

そのうち、この子の心は苦しくなってきました。自分は勝てない、父はそんな自分を認めてくれない。行きついた先は「自分はなんてダメなんだろう」と、自分を責め、あるときはモノに当たり、あるときは布団から起き上がれず、あるときはめまいや呼吸の苦しさを訴え、家から出られなくなったのです。父に従っているうちに、いつの間にか自然に自分を抑えるようになっていった結果です。

僕の場合と似ています。母は、勉強ができる僕は認めてくれましたが、できない僕は認めてくれませんでした。そのため、勉強ができないと自分には価値がない、という意識が次第に僕のなかに刷り込まれていきました。そして、勉強をしないときには罪悪感にとらわれ、リラックスを感じられなかったのです。

医師になってからもそうでした。医師としてやっていく自信をもてなかったのですが、そういう自分を認めることができませんでした。

子供の欠点や失敗ばかり指摘し、叱るいっぽうの親に育てられると、自分に自信がもてない人間に育ちます。「自分は何もできない。何をやってもダメ」と。

あるいは、先に触れましたが、「人生はたいへんなもの」「仕事はつらいもの」などと、悲観的な見方しかできない親に育てられると、人生や仕事を楽しむという発想がなく、義務感で生きる人間に育ち、うつになる原因となることがあります。

うつになる人は、今の自分を嫌っている

うつになった人は、いまの自分を嫌っていることが、多く見受けられます。

たとえば、精神科のある医師は、親によって刷り込みがなされる前の自分を「子供の自

分」にたとえています。それに対して、刷り込みがなされ、親や社会に合わせて生きている自分を「大人の自分」と呼んでいます。

うつになる人は、「大人の自分」が「子供の自分」を抑圧しています。そして、この「大人の自分」を嫌っています。

いっぽう、うつにならない人は、「子供の自分」を大切にしています。これが、自分を好き、ということです。僕もこの考え方が好きです。

自分を嫌う人間になる原因は、多くの場合、親の育て方にあります。

親のなかには、子供が社会に出て困らないように、さらには社会で成功するようにと厳しく育てる人がいます。そのひとつが「勉強をしろ」という、叱咤激励です。しかし、子供の気持ちを無視し、親の気持ちや考えを押しつけ過ぎると、子供は抑圧されます。

また、親が子供に望む職業や生き方と、子供が希望するそれとが一致しない場合、親が自分の考えを子供に過剰に押しつけ、抑圧する場合もあります。

このように親の意見に従わされると、子供は自信をなくし、そういう自分を嫌いになっていくことが少なくないのです。

子供に対して、ダメな部分、できない事柄にばかり目が行きがちな親がいます。これは期待の裏返しともいえるのですが、「どうして、あなたはできないの?」、「どうして、こんなこともわからないの?!」「何度同じことをいったら、わかるの!」などと、否定的な言葉を発してしまうのです。

しかし、親に否定ばかりされた子供は、「自己肯定感」をもてない人間に育ちます。「ダメな自分」という自己否定感におおわれ、そんな自分を嫌いになっていきます。

いっぽう、親が子供のよいところに目を向け、ほめると、子供は自分に自信をもち、自己肯定感が育まれます。ほめるということは、認めているということです。

この子供のころに育まれる自信や自己肯定感は、その後の生き方を決める非常に重要な要素です。

自分を責めてしまう人は、うつになりやすい

自分のことを嫌いな人は、「自己肯定感」をもっていません。

「自己肯定感」とは、自分のことを認める意識です。

たとえば、会社の上司から、「このプロジェクトは、君に任せるといっただろう。任せた

のだから、うまくいかなかったのは、君のせいだ」と責任を押しつけられた場合にとどまりましょう。

「自己肯定感がある人」なら、起きた失敗は受け入れ、次に活かすための材料にするでしょう。そして、「自分はダメな人間だ」と、自己否定することは少ないでしょう。自分のことを大切にしているからです。

いっぽう、「自己肯定感がない人」や「自己肯定感が乏しい人」の場合、失敗をすると、「やっぱり、自分はダメなんだ」と自分を責めてしまいます。

うつになった人は、うつになった自分を責めていることがあります。「自分がこのようなうつ状態になったことは、自分に問題がある。自分がしっかりしていないからだ。自分がダメな人間だからだ」と自分を責めます。

このような考え方をすると、悪循環となり、うつになりやすいのです。

うつになる人は、真面目で思慮深いし、自省心《じせいしん》をもっています。いい加減な人間性の持ち主ではありません。しかも、自責の念をもちやすいのですが、そのことが、自己否定につながっていきます。自己否定のかたまりになると、自分を価値のない存在であると考えてしまいます。

それでは、社会で生きていくのはつらいでしょう。うつの人はまさに、こういう状況にあるのです。

そして、くり返しになりますが、その大きな原因は、育てられ方にあるのです。

「だから、あなたはダメなのよ」「どうして、あなただけ、勉強ができないの」と、否定的なことばかりいわれて育てば、自己肯定感が乏しい人間に育って当然です。

「死にたい」と思う人に、どうするか

うつの人は、死にたいと思うことがありますが、どうしてなのでしょうか。

生きているのが楽しかったら、死にたいと思うでしょうか。

楽しくないから、死にたいと思うのです。

さらには、その背景には、一人ひとり、それぞれ原因があるはずです。

死にたい気持ちになっている人が楽に生きたいと思うのであれば、そう思う理由、状況を変えることが求められます。

僕は薬を使わない精神科医・メンタルセラピストとして、そのお手伝いをしています。

具体的には、「死にたい」という患者さんに対して、

「そうか。死にたいんだ」

といって、まず一度、受け入れます。そして、

「どうして、死にたいの？」

と、死にたくなる理由を聞き、苦しい心を楽にする方法（考え方）を提案します。

また、死にたい気持ちがあまりにも強い人に対しては、

「いまやっていることを、死んだつもりになって、休んでもいいときかもしれませんね」

と提案しています。

うつは、やっていることを見直す絶好の機会

うつのとき、朝起きられないこともあれば、元気がなくなることもあるでしょう。

エネルギーが枯渇《こかつ》した状態に見えますが、では、エネルギーがなくなっているのでしょうか。過労とストレスが原因でうつに陥った状態は、心身のエネルギーがなくなっているといわれています。

本当でしょうか。やりたいことがない状態、やりたいことができない状態で、エネルギーが出るでしょうか。

抗うつ薬のSSRIを服用すると、怒りが表に出て、凶暴的になる場合があります。こういうケースは、うつ病になる前に怒りを抱えていた人に見られます。こういう人は、職場や家庭で、怒りがあったけれど、周りの人たちとのこと、そして自分自身の立場を考えて、怒りを表に出してはいけないと自戒し、心の中に閉じこめていたと思われます。抗うつ薬を服用して、その枷《かせ》が外れたのでしょう。怒りが表に出ますが、それはエネルギーが潜在している証拠でもあります。

くり返しますと、うつは心身が疲れた結果起こりますが、心身のエネルギーが枯渇したわけではありません。

僕は、うつになったことは、いまやっていることが本当にやりたいことなのかどうかを考える絶好の機会ととらえています。これから、どうありたいか、何をしたいかを考えるチャンスなのです。

もし、それを考えることさえつらいときは、まず休みましょう。そして、休む自分をダメな人間だと、責めないであげてください。

あなたのココロとカラダ、大丈夫ですか――

＊うつになる人は「うつになる人特有の考え方」をします。なので、その考え方を変えると、うつは改善していくのです。

＊物事を決めつけるのを、やめてみませんか。「○○しないと××になる」「○○でないと××になる」、あるいは「○○のせいで××になる」と。こうして、決めつけで自分を責めたり、何かを否定したりしても、元気は出ないでしょう。

＊「人の考え方は、長年培われてきたものだから、なかなか変えられない」、そう信じている人にとっては、考え方を変えるのはむずかしいでしょう。でも、自分を楽にする考え方に変えてみませんか。

＊「うつ＝悪い」と思うのをやめてみませんか。うつは、考え方と生き方を変えるチャンス。症状は、考え方や生き方が苦しいことを教えてくれています。

＊疲れたら休む。休んだから、またやれる。走りつづけたら息が切れ、それでも走ったらどうなるでしょう。

＊誰かに認めてもらうために、がんばりつづける人がいます。〝誰かに〟ではなく、自分で自

分を認めてあげましょう。

＊あなたが好きなこと、やりたいことは何でしょうか。好きでもないことをがんばるか、その「がんばり」を好きなことに向けるか。どちらがいいか考えてみましょう。

＊あなたの目標は何ですか。目的もなく歩けば、人は迷子になります。心も同じです。

＊仕事を楽しむことがむずかしいなら、自分なりのゲーム性を見つけてみましょう。それもムリなら、仕事は収入を得る手段と割り切り、プライベートで生き甲斐をもちませんか。

＊家庭は「心が休まる場」であってほしいですね。家庭がつらい人は、なぜつらいのでしょうか？　家族が、あなたをしばるから？　あなたが家族をしばり、その反動や反発が出ているのかもしれません。

＊「私はダメだ」と自分を否定したり、嫌ったりすることはやめませんか。それは、誰かに植えつけられた「価値観」による自己否定だからです。あなたの魅力は無限大です。

＊「死にたい」「死のうかな」という思いがよぎったなら、その苦しみの原因を見つけ、取りのぞいてみませんか。あるいは、死んだつもりになって、そこから離れてみてはいかがでしょうか。

4章

●心に効く方法

僕が変われたのだから
あなたも、きっと変われる

自分を責め、心がしぼんでいるあなたへ——

まずは、今の自分を受け入れてあげよう

前章でも述べましたが、うつの人は、うつ状態になったことや、そういう自分自身のことを卑下《ひげ》し、否定し、嫌いになっている場合があります。

ですから、うつから脱却するためには、まず、自分のことを受け入れることをお勧めします。

では、そのためには、どうすればいいでしょうか。

それには、今のあるがままの自分を認め、受け入れるようにします。

うつの人のなかには、今の自分を受け入れることができず、葛藤《かっとう》している人がいます。

自分を受け入れることを拒否しているのですが、拒否しても苦しくなるばかりです。

僕もそうでしたが、自分を受け入れることができないと、それは苦しいものです。

しかし、苦しいことは、手放せば楽になります。

「今のありのままの自分を受け入れるんだ」と決めてください。そうすると、心はスッと楽になりますよ。

自分を苦しめる考え方から、楽にする考え方へ

うつになっている人は、自分を苦しめる考え方に陥っています。そういう考え方をするから、うつになったという一面もあります。

自分を苦しめる考え方とは、どういう考え方でしょうか。

それはこれまで述べてきたように、「自分はできない。自分はダメなんだ」という考え方で、それが固定観念になっています。

固定観念には、いろいろあります。

たとえば、精いっぱい、真面目に一生懸命働いているのに、「まだ足りない」、「もっと働かなければ」と思い込まされている人がいます。

人間関係においても、「家族は仲良くするもの」「仲良くしなければならない」と考える人がいます。家族が仲良くするのは、いいことで、そうありたいものです。けれど、その意識が強すぎると、自分や家族を苦しめるときがあります。

家族といえども別の人格の人であり、一人ひとりで価値観が違います。

患者さんのなかには、仲良くするために、自分の意見や思いを心のなかに押しとどめ、常に譲歩して、うつになった人もいます。「人と仲良くするためには、人に譲らなければならない」と考えることで、自分を苦しめる場合があります。

また、先ほどからくり返し述べていますが、「自分が嫌い」という感情も、自己卑下、自己否定感も、自分を苦しめる考え方です。

このような考え方をしていては、うつ状態から脱却することはできません。うつ状態は「苦しい考え方をしていること」を、私たちに教えてくれているのです。

うつを改善するには、自分を楽にする考え方をするように、自分を変えることが求められます。自分を楽にする考え方に変えると、うつ状態から抜け出ることができます。

ネガティブな言葉をやめてみよう

考え方を変えるために「言葉を変える」ことは、すぐに、誰でも実行できます。

私たちは日々、言葉を使って暮らしていますが、誰にでも口癖《くちぐせ》になっている言葉があります。口癖には、その人の考え方や思いが反映されます。また、口癖として、何度も口にすれば、当然、その人の考え方や思いに影響を及ぼします。

口癖の多くが、「ネガティブな言葉」になっていませんか。

たとえば、「忙しい」とか「たいへんだ」、そして「ダメだなぁ」「わかるはずがないよ」「できるはずがないじゃん」など、ネガティブな言葉（マイナス言葉）が口癖の人は、何事においても、ネガティブな考え方をしがちです。否定的な考え方が潜在意識に刷《す》り込まれています。

「つらいなぁ」と考えると、いっそうつらくなります。

うつになった人に共通しているのは、ネガティブな考え方。そしてネガティブな言葉が口癖になっていることです。

ネガティブな考え方を変えるためには、まず、ネガティブな口癖を改めることからはじめましょう。

では、どうすればよいかというと、ネガティブな言葉（マイナス言葉）を「ポジティブな言葉（プラス言葉）」に置き換えればよいのです。たとえば、

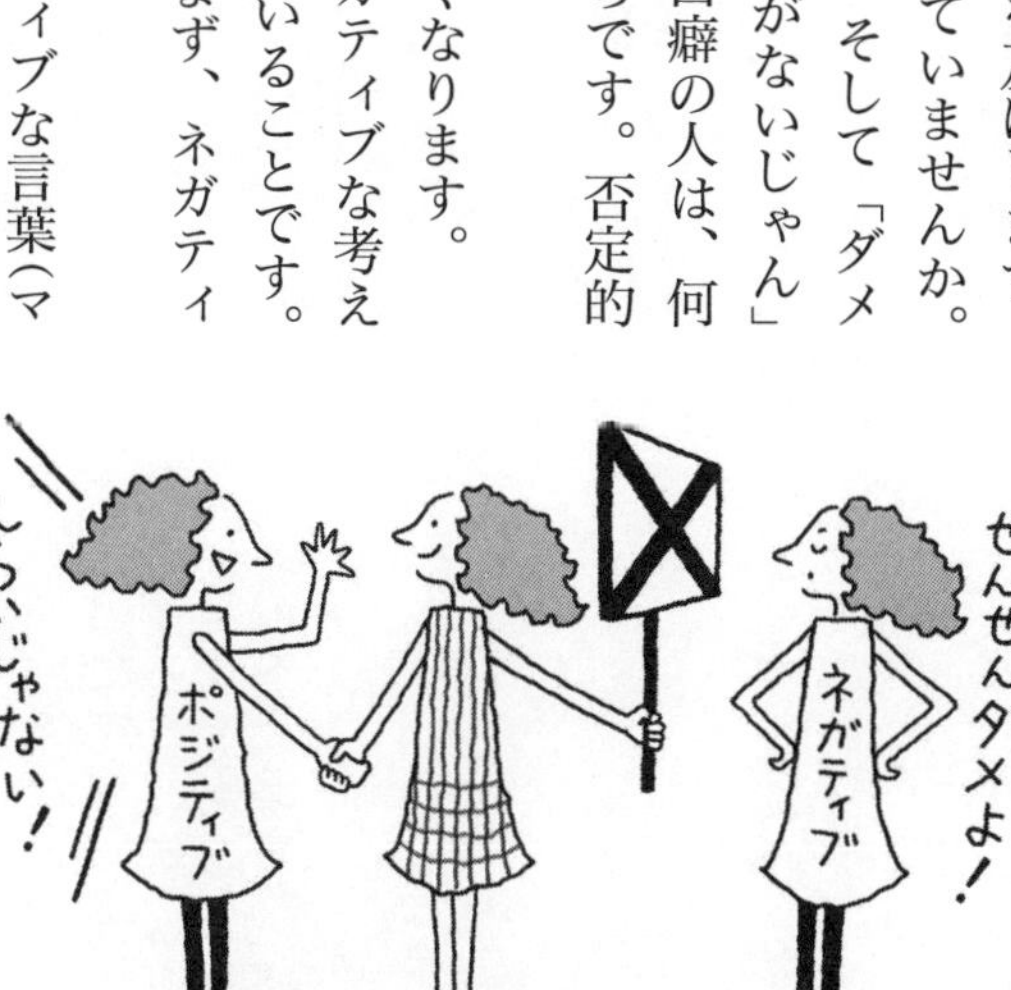
ぜんぜんダメよ！
ネガティブ
えらいじゃない！
ポジティブ

物事のとらえ方を、マイナスからプラスに転じてみよう

「つらい」は「成長のチャンス」に。

「たいへんだなぁ」は「いいチャレンジだ」とか「やり甲斐《がい》がある」に。

「だめだなぁ」は「やれるだけやったじゃないか」に。

それは、物事のとらえ方を変えるということで、これらの言葉を習慣にすると、物事をポジティブにとらえることが身についてきます。

このほか、日々の出来事に対し、それがとりたててポジティブなものでなくても、「楽しい」「うれしい」「ありがたい（ありがとう）」「よかった」「幸せだ」「ステキ」などの言葉を口癖にするようにお勧めします。これだけでも、毎日が変わってきます。

潜在意識を変える自己暗示の方法

考え方は長い年月をかけて育《はぐく》まれたものだけに、変えづらい人もいるでしょう。

そこで、とっておきの方法があります。それは、心理学用語で「アファーメーション」という方法で、「肯定的自己暗示」と訳されています。

「アファーメーション」は、肯定的な言葉を何度も唱えることによって、潜在《せんざい》意識に働きかけようとします。

私たちには意識がありますが、ふだん、意識として認識されるものは顕在《けんざい》意識です。

それに対して、私たちの心の奥底には、意識も認識していない、もうひとつ別の意識があります。それが「潜在意識」といわれるものです。

顕在意識と潜在意識をくらべて、どちらが私たちの思考や言動に影響するかというと、潜在意識のほうが強く影響すると考えられています。

たとえば、「明日からは、人を批判するようなことはいわない」と誓うのは顕在意識においてのことですが、つい、批判的なことが口をついて出てしまいます。これは、潜在意識が変わっていないからです。

人は潜在意識が変わると、本当に変わることができると考えられています。その潜在意識を変えるために役立つのが、「肯定的自己暗示」という方法です。この方法を実践すると、潜在意識に刷り込みができます。

では、どのようにすればよいのか。それほどむずかしいことではありません。

朝、目が覚めたときに、肯定的な言葉を嬉しい気持ちで唱えればよいだけです。

朝、目が覚めたばかりの頭がボーッとしているときは、顕在意識のブロック（しばり）が外れているため、潜在意識に働きかけやすく、潜在意識に言葉が入りやすいからといわれています。昼間、ウトウトしたときも同様です。

こういうときに、たとえば、「自分は自分に自信がある」とか、「自分のこと、大好きだよ」「自分大好き人間になるぞ」「○○（自分の名前）、愛しているよ」などと、自己を認め、肯定する言葉を唱えればよいのです。

僕の場合、「自分は、自分を愛し、自分を信じている」とか、「自分は、自分自身の最大のファンである」などの言葉を唱えました。ただ唱えるのではなく、自分の心に向かって、喜びの感情を込めて、言い聞かせるようにすることが効果を上げるコツです。

潜在意識は、3週間で変わるといわれます。僕は、この肯定的自己暗示を毎日つづけていたら、半年後には〝自分大好き人間〟になっていました。

唱える回数に決まりはありません。数分間、同じ言葉でよいですから、くり返し唱えるとよいでしょう。

自分の思いが潜在意識に刷り込まれ、それが固定化されるまでには100日かかるといわれます。

この方法は、僕が実践した結果からも、自己否定的な意識から自己肯定的な意識に変わるためにすばらしい効果があります。

自分で気づく「メンタルセラピー」の手法

僕は、うつ病の治療に薬をいっさい用いません。「メンタルセラピー」と「自律神経免疫療法」の指導だけです。すでに薬を飲んでいる人は、いきなりやめるのではなく、まずは考え方を楽にするお手伝いをしていきます。

「メンタルセラピー」というと、セラピストが何かをアドバイスするイメージをもつ人が多いと思いますが、少しニュアンスが違います。

メンタルセラピーの基本は、こちら（セラピスト）の見方や意見を述べるのではなく、相手が答えを見つけるお手伝いをすることにあります。

たとえば、初診の患者さんに対して、「あなたは、どういうふうになりたいのですか」とか、「何かやりたいことはありますか」などと聞きます。

すると、たいていの患者さんが、「うつを治したい」と答えます。うつを治すことが最大の目標になっているのです。

この場合、「なぜ、うつになったのか、自分でどう思いますか」と質問を変えることがあります。すると、「休日はなんともないのですが、平日、会社に出るとうつっぽくなります」などという答えが返ってきます。

そこに原因解明のヒントが見つけられるのです。

メンタルセラピーでは、相手が自分で考え、自分で決めることを大切にします。

そして、うつから回復するために、必要であり、役立つさまざまなことについて、折に触れて話し、情報提供します。この場合も、こちらから一方的に教えるのではなく、相手に気づいてもらうようにします。

メンタルセラピーで、何を見つけるのか

僕は、メンタルセラピーを通して、うつの人たちに、うつから脱出する方法を自分で見つけてもらうようにしています。

それらのポイントを整理して、次に紹介しましょう。

・やりたいこと、楽しいことを見つける

前述しましたが、うつの人に、「あなたは、どういうふうになりたいですか」と聞くと、大半の人が「うつを治したい」と答えます。

ほとんどのうつ病の患者さんが、うつを治すことが目標になっています。その気持ちはわかりますが、それにこだわっていては、うつから脱却する出口は見えてきません。

そこで求められるのは、思考回路を変えることです。

うつになった人は、目標を失い、何をすればよいかわからなくなっています。目標がないから、うつになったわけです。

ということは、目標を見つけることができれば、うつから脱出できるはずです。

やりたいこと、やっていると楽しいことが見つかれば、うつから脱出する糸口になります。好きなこと、楽しいことをしているときは、エネルギーがあふれてくるからです。

・自分のいいところ、できることを見つける

うつになった人は一般に、減点主義が身についています。自分ができなかったこと、失敗したこと、他人よりも劣っていることなど、マイナス点を数え上げます。そして、常に

自分に、不満足感・不充分感をもっています。満足することがありません。

こういう考え方は、自己否定につながるし、心はつらくなっていくばかりでしょう。

その考え方を、加点主義に変えます。

つまり、できないこと、足りないことに目を向けるのではなく、できたことや長所に目を向けます。

そして、できたこと、長所と思うことを、数え挙げます。その材料は、日常の、なにげないことでもかまいません。

はじめは、ひとつでもいいのです。お勧めは、目が覚めたことや、水を飲めることにも喜びを感じることです。

また、それよりもっといいのは、ただ生きていることに喜びを感じることです。あなたも、生まれてきたばかりのころは、その存在だけで周りの人たちを喜ばせていたのです。人間は、存在そのものが尊いのです。

赤ちゃんのころに思いを馳《は》せ、そのころの家族の笑顔を思い浮かべてみましょう。ただ生きていることの価値を認識し、その喜びを感じてみてはいかがでしょう。

生きててよかった、生まれてきてよかったと思えると、楽になります。

「仕事はつらい」という考え方を捨てよう

「仕事は楽しんではいけない」という観念をもっている人がいます。僕は、引きこもりの人たちとの交流で、そういう考え方があることに気づきました。

仕事はそもそも、楽しむものではない。つらいものだと思っている人がいます。

なぜ、こういう考え方をするようになったのでしょうか。この人たちの親は、どういう思いで働いていたのでしょうか。

子供は親の背中から学びます。親が「仕事は厳しいもの。楽しんでするものではない」という考えの持ち主だと、それを子供に教えずとも、同じ観念が子供に植えつけられます。

日本人には昔から、「仕事は楽しむもの」ではなく、「つらいもの」「つらくて当然」という観念があるような気がします。

仕事は対価を受け取るものだから、楽しむとか、楽しんでやるという性質のものではないと考えます。楽しむという発想に、真摯《しんし》でないものをみるのでしょう。

そういう観念をもっている（そういう観念にしばられている）人は現在でもいます。

しかし、そういう観念にとらわれすぎているのは悲観的です。そういう親に育てられると、子供も悲観的な考え方が身につきます。

「仕事はつらくて当然」という観念にしばられていると、いくら好きな仕事についていても、義務的に働き、「忙しい、忙しい」「〇〇しなくちゃ」となり、やがて好きだった仕事をしていることにもストレスを感じるようになります。

「仕事は楽しんでするもの」とか、「仕事は楽しんでいい」などと考え方を変えると、心が楽になります。

まずは、いまの仕事にやり甲斐を見つけてはいかがでしょう。やり甲斐が見つからないという人は、ゲーム性やおかしみを見つけて、楽しんではいかがでしょうか。

それも見つからないという人は、プライベートや趣味に生き甲斐を見つけてはいかがでしょうか。

楽しみや喜びが生きるエネルギーではないでしょうか。

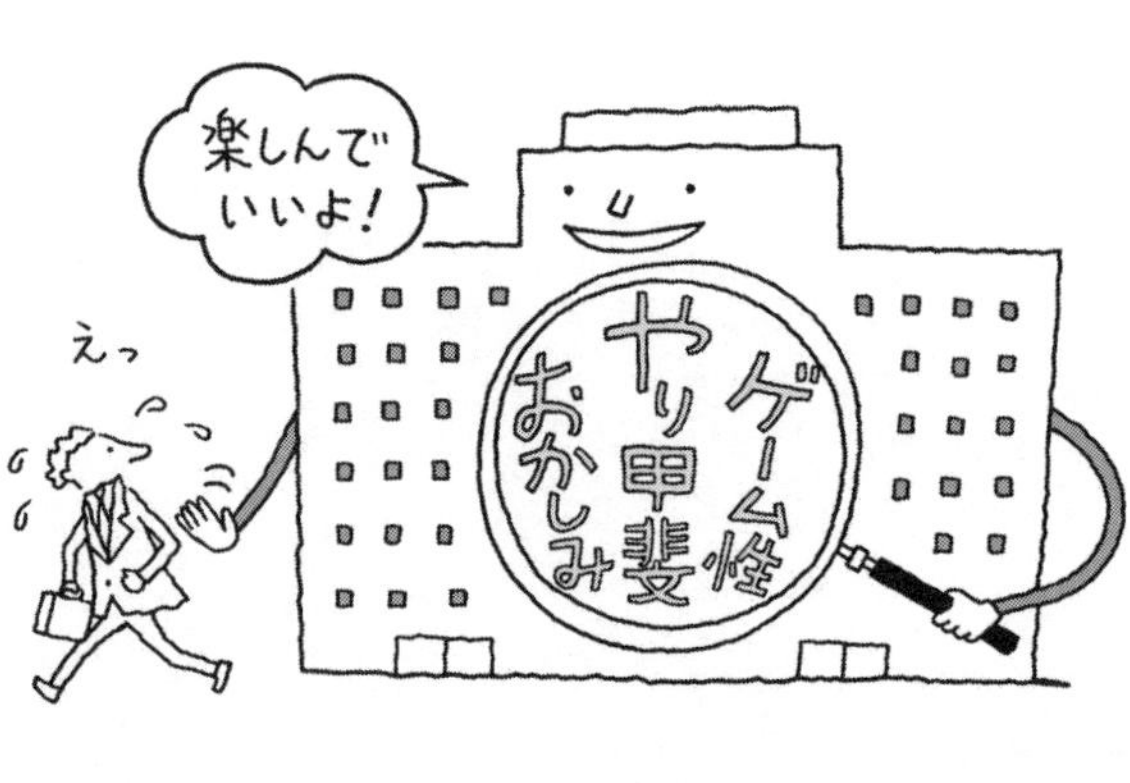

「仕事はつらいもの」ではなく「楽しんでするもの」と考える

ストレスや不安を紙に書いて明確化する

うつになった患者さんのなかには、何がストレスになっているのか、自分でわからない人がいます。

僕はうつの患者さんすべてに対して、まず、何がうつの原因になっているかについて考えてもらいます。自分を責めずに、他人を責めずに、考えてもらいます。

具体的には、今の自分がつらいと思っていることや、気分が落ち込んだときに何を考えていたかを書き出してもらいます。文章にまとめるのではなく、箇条書き風に、ひとつだけ書き出してもらいます。

たとえば、「将来に対して漠然と不安がある」「お父さんといっしょにいると、イライラする」「上司との人間関係が苦しい」「会社をリストラされるんじゃないかと思ってしまう」など、みなさん、書き出します。

このように紙に書き出し、そして、これらの言葉を、自分が楽になる言葉に書き換えていきます。こうすることで、ネガティブな思考からポジティブな思考へ転換できます。

メンタルセラピーでは、こちら（メンタルセラピストの側）が答えを与えるのではなく、患者さん自身が答えを見つけられるようにお手伝いします。何がうつの原因になっているかを考え、原因になっている事柄を認識することが、うつからの脱却の第一歩です。

解決できないストレスは、悩むだけ損

悩みやストレスは、以下の3つに大別できます。

①「自分で解決できること」
②「自分で解決できないが、誰かの助けを借りれば解決できること」
③「自分でも他人でも解決できないこと」

この3つのうち、まず、自分のストレスが、どれに相当するかを判断します。患者さん自身に判断してもらいますが、僕は、患者さんが自分で考えられるように手伝います。

たとえば、「将来に対して、漠然と不安がある」というのは、誰が解決できるでしょうか。自分で解決できるなら、今すぐ解決してください。誰かに助けを借りて解決できることなら、誰かに相談して解決してしまいましょう。

自分でも他人でも解決できないなら、その悩みをもっているだけ損ではないでしょうか。手放すことをお勧めします。

勤めている会社が経営危機に陥っているわけでもないのに、「もし会社が倒産したら、どうしよう」と不安にとりつかれるのも同様です。

不安というものは、そのことを考えているうちに増大していきます。

うつになる人は、漠然とした不安をふくらませ、その不安のとりこになっています。

解決できない不安は、悩むだけ損です。僕は患者さんに対して、「解決できない不安は、手放しましょう」といっています。将来のことを考えて不安になるという人に対しては、「今を楽しみませんか」と提案しています。

考え方は無限大にある

事実や出来事はひとつでも、解釈は無限大です。どのように解釈するかは十人十色で、うつになる人は、「うつになるような解釈」をします。

たとえば、リストラに遭《あ》ったとしましょう。

「これでは経済的に行き詰まってしまう。次の就職先が見つからないなら、死ぬしかない。どうすればいいんだ」と思い詰める人がいます。

いっぽう、「これでやっとイヤな上司から解放された」とか、「合わない仕事（会社）をそれなりにがんばってきたけれど、これで踏ん切りがついた。これからは、好きな仕事をやろう」などと、肯定的、前向き、楽観的にとらえる人もいます。

前者のようなとらえ方をすれば、心はうっ屈し、うつっぽくなってきます。死にたくなる人もいるかもしれません。それに対して、後者のような考え方をすると、やる気が出て、肯定的、能動的に生きていくことができます。

出来事を、「肯定的、能動的、楽観的」にとらえる人と、「否定的、受動的、悲観的」にとらえる人とでは、その出来事に対する感情（反応）が違ってきます。

たとえば、昇進したとき、うれしさでいっぱいになる人もいるでしょう。

ところが、「部下は増えるし、責任も重大だ」とか、「自分は○○長の器ではない。とても無理だ」などと考えてしまうと、うつ状態になる場合があります。俗に「昇進うつ病」といわれるものです。

前述したように、同じ物事、出来事でも、解釈は無限大で、いろいろな解釈ができます。

そして、どのように解釈するかは、人さまざまです。

イライラしたり気分が落ち込んだりする人は、解釈を変えてみると違う気分が味わえます。自分がうれしくなるような解釈、楽しくなるような解釈を選んでみませんか。

考え方を変えて、うつを克服した人たち

うつの症状が出たときは、「考え方を見直してほしい」という自分自身からのサインです。症状が出たときこそ、考え方を直すチャンスです。

僕は、診察のたびに、そのことを患者さんに伝えています。「症状がストレスを教えてくれている。考え方を変えるチャンスです。うつが、過労死や自殺から守ってくれているのですよ」と。

うつ状態に対するとらえ方を変えると、自分で対処できるようになります。そして、うつ病を克服できます。

ここでは、考え方を変えて、うつから脱却し、新しい生き方をはじめて人生が好転した人たちの実例を紹介します。

（1）仕事を楽しもうと考え、自殺願望から解放された

20代の男性です。生真面目な人で、サラリーマンでしたが、仕事で悩み、うつ状態になりました。うつ病と診断され、薬を服用していました。自殺願望があり、何度も駅のホームから飛び込みたくなったそうです。けっきょく、会社を辞めて故郷へ帰り、農業を継ぎましたが、夕方になると、死にたくなったといいます。

はじめて診察に訪れたとき、

「うつになった原因は何にあると思いますか？　自分を責めずに、相手を責めずに、原因を考えてみて……」と聞いたところ、

「母親を責めるわけではないのですが、母は生真面目に私を育てました」と答えました。

この言葉の裏に、生真面目な母親に育てられ、自分も真面目に生きなければならないという観念に拘束されている息苦しさが感じられました。

質問を変えて、

「死にたくなるときに、何を考えていますか」とたずねると、

「農業は好きですが、父がすごく一生懸命働くので、つい自分も無理をしてがんばってし

まいます」との答え。

この男性は、いまは自分の好きなことをしているのに、過労になり、うつ状態に陥っているのです。そこで、

「仕事を楽しむためには、どうします？」と問うと、

「楽しむ、ですか？　いままで仕事を楽しむという考えはなかったです」

と、目を輝かせながら答えました。

仕事を楽しんでやればいい、やれる範囲でかまわない――その考えに変えればよいとわかった彼は、その場で表情が明るくなりました。

1週間後に2度目の診察に来ましたが、

「死にたくなくなりました。仕事を楽しみ、父とは違うペースで働いています。疲れたときは、休むことにしました」

と打ち明けてくれました。この青年は、農業の話をするときは目が輝きます。そのことから、農業が本当に好きだとわかります。

大好きな仕事に就いていても、がんばらなければならないという意識にとらわれ、こり固まっていると、心が苦しくなります。

この男性の場合、親から、真面目にがんばるように教えられ、刷り込まれていました。

彼は最高1日50錠もの薬を服用したことがある重症のうつでした。「希死《きし》の念慮《ねんりよ》（自殺願望）」もありました。それが、仕事を楽しむという考え方に切り替えることによって、うつが改善し、希死念慮も解消しました。

今や、ニンジンづくりの名人です。自分のつくったニンジンを、僕に届けてくれたことがあります。ニンジン嫌いの子供も、おいしいといって食べる逸品です。

(2)周囲より自分を大切にし、全身の痛みが消えた

患者さんは37歳の女性です。

意欲が湧《わ》かないし、熟睡できないなどのうつ症状のほかに、体が非常にこり、痛むため、外出するのがしんどいと訴えて来院しました。

何回か診察し、聞き取りをして、この女性の父親が非常に厳しい人であることがわかりました。「どうして、体がこるのかな？」と問いかけたとき、本人が気づいたこととして、次のような話を打ち明けてくれたのです。

「父は釣りが趣味で、ときどき魚をもってきてくれます。もらうのはイヤだけど、断ると

悪いので受け取ります。魚を腐らせてはいけないと思って食べますが、食べ過ぎると気分が悪くなります。また、父の税金の申告を代わりにやると、体の調子が悪くなります」

父親が非常に厳しく、女性はそれがイヤでしたが、我慢《がまん》していました。それが、うつを引き起こしている要因になっていたのです。

そのことに気づいてから、あるとき、父親に対して「魚をたくさんもらっても、食べるのに困る」と伝えることができました。すると、心がスーッと楽になったそうです。そして、税金の申告も、忙しいのでできないと断ることができたそうです。

この女性は、金融関係の仕事をしていましたが、退職し、畑仕事をするようになりました。畑仕事が好きなので、精神的にリラックスできるようになったのです。

ところがある診察の日、隣の畑の女性とうまくいかない、と打ち明けられました。その女性から、「あなたのところの虫が私のところの畑を荒らす」といわれ、腹が立ったのですが、何もいい返せなかったそうです。

その数日後、近所に不幸があって、葬式に出席しました。すると、たまたま、その女性と隣り合わせになり、それだけで気分が悪くなったというのです。

以上の話を聞いて、「いやな気分になるのなら、席を替わってもらうこともできたかもね……」といったところ、「席を替わってもらったりしたら、その人（隣の畑の女性）に悪いので、できない」といいます。

彼女は、人と一緒にいるときは、自分から話しかけ、場をなごませなければならない、という観念をもっていました。そして、その根底に、周りの人が自分をどう見ているかを強く気にする意識がありました。

子供のころから、厳しい父親と接し、常に父親の顔色をうかがい、ビクビクしていました。それが刷り込まれ、他人に対しても顔色をうかがいます。社会に出ても、周囲の顔色をうかがうようになりました。そして、自分が周囲からどう見られているかが気になるので、他人の気分を害さないように振る舞うのです。

自分が生きていく基準を他人に置いているのですから、他人の評価に左右されます。この女性は、「他人からどう思われるかではなく、自分がどうしたらいいか」ということに気づき、うつ状態と全身のこり、痛みから脱することができました。

（3）考え方を楽にしたら、体の硬直がなくなった

保険のセールスをしている男性です。初診時に「人前で話をすると体が硬直する」と訴

えていました。

病歴は古く、うつ、不安が10年前くらいからあったそうです。以前、ほかの病院で躁《そう》うつ病と診断されていました。薬を服用し、騒ぎを起こし、強制的に入院をさせられたことがありました。入院中、かなりテンションが高くなったそうです。

うつ状態のとき、怒りを抑えている人がいます。そういう状態のとき、抗うつ薬を服用すると、抑制が外され、怒りが表に出て、暴力行為や自傷行為に走ったり、躁状態になることがあります。

初診時に聞いたこの男性の主な訴えは、人前で話をすると体が硬直することでした。また、職場でいやがらせに遭《あ》っているともいっていました。

この男性は、人が自分をどう見るかを非常に気にします。そのため、知っている人とは穏《おだ》やかに対応できるが、はじめての人には緊張し、体が硬直するというのです。

僕のクリニックをはじめて受診したのが、昨年2009（平成21）年の7月です。その少し前に退職し、失業保険を受けていました。時間の過ごし方がわからず、パチンコにどっぷりとはまったそうです。

初診のときも、依存傾向が見られ、当時は自転車にこっていました。自転車で街中を何時間も走り回っているといいます。

依存症には、セックス依存、買い物依存、恋人依存もあるし、仕事依存もあります。いろいろな依存症がありますが、いずれの場合も、自分に自信がないため、何かに依存する必要が生じます。また、何かをしないと、自分には価値がないと思う人もいます。仕事依存症のなかには、仕事をしないと自分に価値がないと思うため、仕事を休むことができなくなっている人もいます。

この男性に、「人と合って硬直するとき、何を考えていますか」と聞いてみました。

答えは、「相手が自分のことをどう考えているか、へんに思われていないか、などと考えています」とのことでした。

この男性は、とても優秀なセールスマンだったようで、睡眠時間を削ってまで働いていたそうです。その結果、過労になり、うつ症状が悪化し、ついには退職を決意しました。

うつになる要因に、自分を苦しめる考え方があります。

この男性に対して、僕は次のように問いかけました。

「あなたは人と会っているとき、相手が自分のことをどう見ているかを気にするというけど、相手が何を考えているのか、わかるの？」「相手が何を考えているかは相手にしかわからないかもしれないね」「考えるだけ損かもね」

診察のたびに、「体が硬直したとき、何を考えているの」と、くり返し聞きました。

この男性の場合、「他人からどう見られているか」にとらわれ、他人の評価に価値を置く考え方をしているので、心が苦しくなっているのです。さらには、

「人と会って硬直するのは、自分が苦しくなる考え方をするからです。だから、硬直したときこそ、考え方を直すチャンスですよ」

と話しました。

この男性は、短期間のうちに自分を苦しめる考え方がかなりやわらいできて、それにともなって、うつの症状も急激に改善していきました。しかし、今でもときどき硬直するそうです。それに対しては、

「症状が出たときだけ、症状が出るような考え方を捨てればいいのです。症状が出たら、考え方を直すチャンス。症状が出たら、ラッキーと思いませんか」と話しています。

パチンコについては、以前は「絶対に勝たないといけない」という思いがあって、ハマっていったようです。苦しいのですが、やめられない状態に陥っていました。そこで、

「勝たないといけないと思うと、心が苦しいかもね。楽しむと楽かもね」

と話しました。それがきっかけで、パチンコを楽しむことができるようになり、次第にパチンコの回数が減っていきました。いまはパチンコを楽しんでできるし、適当なところで切り上げられるといいます。

(4)がんに対する考え方を変え、症状が軽減

乳がんの女性です。乳がんのために湯島清水坂クリニックに来院されましたが、うつの症状も訴えていました。ちょうど私が現在のこのクリニックに院長として着任したばかりの、2009（平成21）年の4月のことです。

乳がんになったのは、その半年前でした。手術をせず、抗がん剤の治療を受けましたが、抗がん剤を投与されると気分が悪くなります。全身状態も悪く「自律神経免疫療法」を頼っての来院でした。

問診をしたところ、乳がんを発症する前から抑うつ状態にあったとわかりました。

「ここ10年間、つらいことばかりありました」と打ち明けてくれました。

お父さまが亡くなり、さらに夫が交通事故で不慮の死を遂げ、親しい知人も亡くなったそうです。

悲観的に世の中を見ていて、つらいことばかりに目がいくようでした。

この女性は、パートナーがいて、いつもその男性といっしょに来院します。そこで、

「本当に、何もかもつらいことばかりでした？　新しいパートナーと出会えたこともつらいこと？」

と、僕はたずねました。すると、

「それはうれしいことです」

と答えました。その答えを引き取って、僕は、

「この10年間、うれしいこと、よかったこともあったかもしれないね」

といって、その日の診察を終えました。

次の診察からは、

「前回の診察から今日までの間に、何かよかったことは？」

と聞いています。すると、

「彼と○○へ遊びに行って、うれしかった」

などと報告してくれるようになりました。

たしか3回目の診察のときですが、「私、苗字を旧姓に戻しました」と伝えられ、驚きま

した。理由を聞いたら、「気持ちを切り替えたいから」とのこと。

彼女は、がんに恐怖があり、何かをしていないと怖くなるし、寂しくなるといいます。

そこで、

「がんに対する考え方を変えてみたら、いかがですか」

と提案してみました。

がんの患者さんの大半は、「がんが進行して死ぬ」という考え方をしているし、それにとらわれています。だから、心がつらくなります。この女性の場合もそうでした。そこで、次のように話をつづけました。

「がんも、体からのメッセージです。今までの考え方や生き方では苦しい、というメッセージなんですよ。その考え方を変えると、メッセージはいらなくなります」

この女性は、次第に、自分を楽にする考え方ができてきたように思えました。というのは、診察にくるたびに、以前よりも笑顔が増えたからです。

初診のときから、玄米菜食をおこなっていました。最初のうちは、とても厳格に実践していましたが、現在は少しゆるめて、楽しむとともに、食べられることに感謝するようになっています。

がんについては、以前の病院には治療に行っていません。僕のクリニックに1週間に1回通い、自律神経免疫療法を受けています。

以前はほかの病院で検査を受けていましたが、その後は、医師が怖いことばかりいうため、行かなくなりました。全身の健康状態はとてもよく、とても元気です。

この女性の場合、現在のパートナーの男性も、うつの経験がありました。診察にいつもつき合い、楽になる考え方に変えるのを一緒に試しました。ふたりで遊びに行って、楽しんでいます。

こうして彼もまた、精神的に楽になりました。IT関係の会社に勤めていましたが、現在は求職中で、僕のクリニックの患者の会にもふたりで参加してくれています。

あなたのココロとカラダ、大丈夫ですか――

＊今の自分があるのは、結果です。この結果を「いい悪い」と思いわずらうのではなく、「今のありのままの自分を受け入れるんだ」と決めると、心はスッと楽になります。

＊小さなことでも、自分をほめる習慣をつけましょう。「そんなこと、できて当たり前」と考

えては、もったいないですよ。

＊「ネガティブな言葉」を減らしてみませんか。「楽しい」「うれしい」「ありがとう」「よかった」「幸せだ」「ステキだ」という言葉を増やすだけで、毎日が確実に変わります。

＊毎朝寝起きに「私は自分に自信がある」「私は自分が好きだ」と自分を肯定する言葉を唱えましょう。これがあなたの「潜在意識」に作用し、半年後、なりたい自分になっています。

＊物事を「あれができない」「ここがダメ」と減点主義でなく、「これができた」「ここもいい」という「加点主義」で考えてみませんか。自分の存在が素晴らしいものに思えてきます。

＊自分をつらいと思っていることを、紙に書いてみましょう。あるいは「気分が落ち込んだときに、何を考えていたか」でもかまいません。ストレスの原因が見えてきます。

＊自分の力では解決できない不安や悩みは、手放しましょう。考えれば考えるほど、心が疲れるだけ。そのぶん、楽しいこと、こうなったらいいな、ということを考えてみませんか。

5章

僕は「食生活」を変えてうつを克服した

●体はそれを望んでいる

食べてるのに元気が出ないあなたへ――

食事を変えて20kg減量、体調は劇的によくなった

僕は、考え方を変えるとともに、食事を変えました。

うつ病の改善には、何より、考え方を変えることが大事で、それによってうつ病が改善できます。ですから、僕はうつ病の患者さんを治療・指導するにあたって、まず、考え方を変えることを第一義にしています。

ですが、僕の場合、速効的に大きな変化が得られたのは食事でした。

ある食事方法を実行したところ、まず、就寝中に目が覚めることがなく、朝すっきり目覚め、起きられるようになりました。そして、体調がよくなっていきました。体重がどんどん減っていき、それとともに体にエネルギーがみなぎるのを感じました。

僕がみるみるやせていくのを目《ま》のあたりにした周囲の人たちからは、「大丈夫？　病気じゃないの？」などといわれる始末でした。しかし、平気でした。体調がどんどんよくなっていき、心が明るくなってきたのを日々、実感したからです。体重が2か月で20キログラム減りました。

昔から「心身一如《しんしんいちによ》」とか、「健全なる精神は健全なる身体に宿る」などといわれます。体が健康になれば、心も安定してきます。東洋医学や日本の古くからの食事療法には、「心の不調や病気を体から治す」という発想があります。ですから、うつに関しても、体から治すという発想ができます。その基本は食事です。

「考え方を変えること」と「食事」と、そのどちらが重要か、という二者択一的に考えることはお勧めしません。食事はうつ病にかぎらず、健康を維持・増進、病気を予防するために大切です。そのことも考慮して、うつ病やうつ状態の人は、食事を変えてみるとよいのではないでしょうか。

僕を治した食事療法「ナチュラル・ハイジーン」とは

僕がおこなったのは「ナチュラル・ハイジーン」という、アメリカで考案された食事方法です。第一章で述べましたが、僕は、僕が考え方を変えるきっかけになった本『成功の9ステップ』でこの食事療法のことを知りました。

日本ナチュラル・ハイジーン普及協会の公式ホームページではナチュラル・ハイジーン

について、「1830年代、薬や手術を主流とする西洋医学に対し疑問を抱くアメリカの医師たちによって、学問的にしっかり体系づけられた健康理論であり、科学の一分野です」と説明されています。

ナチュラル・ハイジーンの理論のルーツは、医聖《いせい》といわれたヒポクラテスや、ピタゴラス、アルキメデスといった古代ギリシャの医師や哲学者までさかのぼります。

彼らは、「健康維持や病気改善の秘訣は、自然と調和して生きることにある」と弟子たちに教えていました。20世紀、ジョン・ティルデン医学博士やハーバート・M・シェルトン自然療法学博士は、ナチュラル・ハイジーンのパイオニアの医師たちが残した理論を患者さんたちの治療に活かして、多くの人々を救ったといいます。

ナチュラル・ハイジーンの原則は、じつにシンプルです。原則は、

「健康のために必要な条件を体に与え、体を傷つけるようなものを体に与えないことによって、体の内外環境を清潔に保つ」

そして、必要な条件として、「新鮮な空気や水」「体の生理機能構造上ふさわしい食事」「十分な睡眠や休養」「適度な運動」「日光」「ストレスマネジメント」など、生き物にとって生きていくための基本的な要素を挙げています。

ちなみに、ハイジーン(Hygiene)という言葉は、英和辞典では、「衛生」「衛生を保つこと」「摂生」などと訳されていますが、ウェブスター英英辞典には、こうした意味よりも先に、「健康および健康維持のための科学。健康を保ち、病気を予防するための原則の理論」と説明されています。

ハイジーンの語源は、ギリシャ語の「Hygeia(ハイジーア、ギリシャ神話の『健康の女神』)」です。

ナチュラル・ハイジーンのパイオニアの医師たちは、当時の人々がまったく無頓着《むとんちゃく》だった公衆衛生や、体を清潔に保つことの重要性を説きました。

体内環境を清潔に保ち、心身ともに汚れなく清らかであるときにこそ健康が維持されると教え、「健康」「活力」「強さ」「前向きな姿勢」は、自然と調和したライフスタイルを重視することによって得られる、と教えてきました。

なお、わが国では、アメリカ在住の松田麻美子先生が、年間何度も来日し、講演や著作の出版などをおこなって、ナチュラル・ハイジーンの普及活動に勤《いそ》しんでおられます。

ナチュラル・ハイジーンと「現代栄養学」では、考え方も方法も大きな隔たりがあります。僕は「常識とされている現代栄養学が正しいとはかぎらない」という提案も含めて、この食事法を患者さんたちに話すことがあります。

ただし、この食事方法でなければ、うつは治らないとか、この食事方法でなければいけない、と受け取らないでください。できる範囲で変えてみるのがお勧めです。

また、わが国で普及している食事法に「マクロビオティック」がありますが、ナチュラル・ハイジーンは、マクロビオティックの視点からみると、合わない点もあります。

ナチュラル・ハイジーンは、いまの食事方法でうまくいっていない人に、体質改善の一手段として、できる範囲でおこなうのがお勧めです。この方法を実践すると体が冷えると思う人、効果を疑う人にはお勧めしません。

体の24時間のサイクルで健康を考える

「ナチュラル・ハイジーン」では、体の24時間のサイクルで食事を考えるのが基本です。

1日を3つのサイクルに分けています。

1番目のサイクルは午前4時から正午までです。

この時間帯は「体が主に排泄《はいせつ》する作業」に集中しています。体は、栄養を吸収するのと同じように老廃物も出します。体を健康に保つためには、この老廃物を体から排除しなければなりません。自分の「排泄のサイクル」を改善することは、健康とエネルギーにとって、もっとも大切な要素のひとつです。

2番目のサイクルは、正午から夜の8時までです。

この時間帯は、「摂取のサイクル」であり、「体が主に必要な食べ物と栄養を取り入れること」に集中しています。

3番目のサイクルは、午後8時から午前4時までです。

この時間帯は、「体が日中に摂取した食物からの栄養を吸収し、それを活用する」ようにしています。つまり「吸収のサイクル」です。

体は食物の消化をするのに疲弊する

以上のサイクルは、食べ方、排泄と深い関係をもってい

ナチュラル・ハイジーンの3つのサイクル

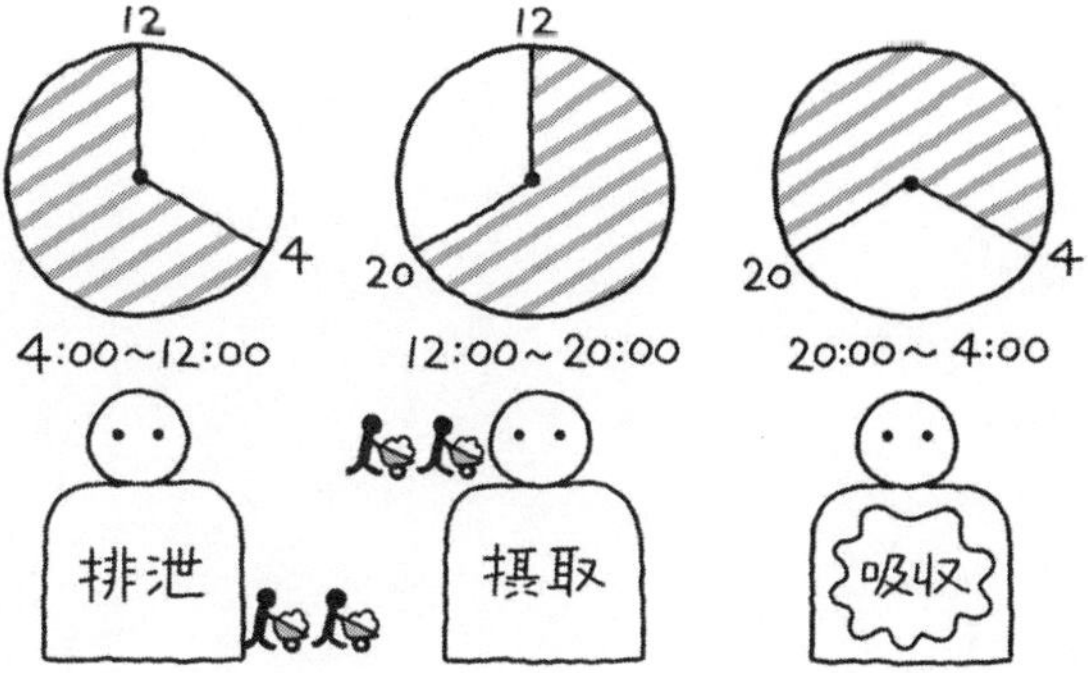

ます。

消化は、体内でおこなわれるプロセスのなかで、もっともエネルギーを必要とするものです。じつは、この消化のプロセスでは、運動や仕事で体を動かすよりも多くのエネルギーを消費しています。

したがって、排泄のサイクルの間は、消化の負担を軽くすることが健康への近道になります。逆に、朝食をたくさん食べることは、病気とエネルギー喪失へのいちばんの早道、といえるのです。

この消化のプロセスの基本を理解しておけば、「どのように食べると体が楽になるか」がわかります。

いつ、何を、どう食べるのか

では、具体的には、どのような食生活にすればよいのでしょうか。

基本的なことを、次に説明しましょう。

ナチュラル・ハイジーンは、果物と野菜の摂取を重視していますが、肉などの動物性食品の摂取を禁じてはいません。ただし、過剰なたんぱく質や赤身の肉類はとらないほうがお勧めです。

(1)朝食は果物だけ

ナチュラル・ハイジーンでは、午前中は排泄の時間帯ととらえます。

午前中は、食べないか、果物だけを食べることがお勧めです。好きな果物を好きなだけ食べてかまいません。

果物は、おなかが空いているときにだけ食べるとよいです。果物をほかのものと一緒に食べると、果物はそのほかのものが胃のなかで消化されるのを待たなければならないことになるからです。そしてその間、果物が腐りはじめてしまいます。

ちなみに、一般的には、果物は食後のデザートとして食べることが多いのですが、消化の仕組みを知っていれば、それではもったいないことに気づきます。

食べ物にふくまれる栄養素を、体は必ず吸収するわけではありません。果物にはさまざまな栄養素がふくまれていますが、胃のなかで、ほかのものが吸収されるのを待っている間に発酵してしまうと、栄養分が損なわれます。発酵すると、ガスが出る原因にもなります。

(2)昼食と夕食は野菜中心

その後の食事は、野菜を中心にします。

野菜は、水分の含有量が多く、体が必要としている栄養素をたくさんふくんでいます。

具体的には、つくり立てのフレッシュな野菜ジュースを飲むか、あるいはサラダなど、好みに合わせて生で摂取します。

そして、野菜と一緒に、もうひとつだけ炭水化物やたんぱく質を食べます。食べるとしたら、玄米をお勧めします。

(3)間食もOK

もし、間食がほしくなったら食べてもかまいません。野菜中心の食生活であれば、午後3時ごろには昼食から3時間ぐらいたっているので、おなかが空くのは自然です。

バナナなどの果物や、サラダ、木の実がお勧めです。

(4)午後8時以降は食べないのが望ましい

理想的には、午後8時以降は何も食べないのが望ましいといえます。なぜなら、この時間から朝4時までは、吸収のサイクルの時間帯だからです。空腹のまま就寝すると、翌朝リフレッシュされ、エネルギーがみなぎっているのが実感できるはずです。これは、吸収がきちんとおこなわれた証拠です。

もし、どうしても何か食べたくなったら、就寝する20分以上前に、果物がお勧めです。

(5)でんぷん食品と動物性食品を同時に食べない

ナチュラル・ハイジーンでは、パンなどのでんぷん食品と肉などのたんぱく質食品を、いっしょにとらないほうがいいと教えています。

なぜなら、たとえば、パンを食べて、それから肉を食べると、体内(胃腸)で酸性とアルカリ性の消化液を混同していることになるからです。その合計は中性になり、消化のために胃腸に大きな負担がかかると、ナチュラル・ハイジーンでは教えています。

私たちは一般に、たんぱく質食品とでんぷん食品を組み合わせて、バランスよく食べることを教え込まれています。しかし、たくさんの種類の食品を食べ合わせるから、胃腸が疲れるのです。野生の動物は、食べ物を組み合わせて食べることはしません。

では、解決策として、どのように食べるとよいのでしょうか。

それには、野菜を食べてから、パン、ライス（ごはん）、パスタ、ポテトなど、でんぷん食品を一種類だけ食べます。野菜サンドイッチでもよいし、野菜スープまたは野菜シチューとライス、あるいは野菜カレーを食べる方法もあります。

ナチュラル・ハイジーン関連の本『フィット・フォー・ライフ』には、「野菜料理」や「野菜と炭水化物の料理」「野菜と蛋白質の料理」がたくさん紹介されています。ナチュラル・ハイジーンを日本に広めている松田麻美子先生も、いろいろな料理を指導しています。自分で料理すると、添加物なしの食事がつくれるのがメリットです。ちなみに、僕は玄米が大好きです。

(6)体にとり入れないほうがよいもの

ナチュラル・ハイジーンでは、体内にとり入れると体を傷めつけるものとして、以下のものを挙げています。

・タバコ
・アルコール
・コーヒー、紅茶などのカフェイン飲料

・麻薬と薬
・過剰なたんぱく質、赤身の肉類
・過剰な塩分
・加工食品と砂糖

体に有害なものを体内にとり入れないことは、健康を維持・増進するために非常に重要です。常に自分の体を毒にさらしていると健康になれないことは、いうまでもありません。

しかし、現実は、あまりに多くの人が、日々、自分自身を毒にさらしています。

その最たるものは、喫煙です。タバコには、ニコチン、タール、ベンゼンなど300もの毒物がふくまれています。また、多量の飲酒は肝臓を破壊します。

21日間、これらのものを体にとり入れなければ、体調に素晴らしい変化が現れます。

僕はこのように実践した

僕の場合、アルコール、缶飲料、砂糖が入ったジュース飲料をやめました。ちなみにタバコに関しては、それ以前に禁煙をしていました。

前述しましたが、ナチュラル・ハイジーンでは「健康のために必要な条件を体に与え、体を傷つけるようなものを体に与えないことによって、体の内外環境を清潔に保つ」ことを原則にしています。

僕は、目標として、1日に果物だけで4種類、野菜をふくめて9種類の植物性食品をとるようにして、あとは玄米を食べることにしました。

ナチュラル・ハイジーンでは、動物性食品の摂取をいっさい禁じているわけではありません。しかし、僕は動物性食品はまったくとりませんでした。

砂糖が入ったジュース飲料や缶コーヒー、スポーツドリンク、栄養ドリンクやアルコールもやめることにしました。

朝食は、果物を3、4種類とりました。種類の数や量は適当で、たくさん食べることもあれば、バナナだけということもありました。

また、果物を切らしているときは、水を飲むだけにしました。

ちなみに、水に関しては、果物の摂取とは関係なく、午前中はしっかり飲むようにしました。

昼食は、タッパーウエアに入れて持参した玄米ごはんと果物、野菜です。果物と野菜は職場の近くにあるコンビニエンス・ストアで購入しました。

果物は、リンゴ、柿、バナナなど。

野菜は、キュウリ、ピーマン、ブロッコリー、キャベツ、レタス、トマト、ニンジンなどです。

それらをそのまま、生でかじって食べました。果物、野菜を最初に食べ、その後に玄米ごはんを食べます。

夕食は昼食と同じです。

このように非常にシンプルでした。

ちなみに、食事療法をはじめる前の僕は、砂糖をたくさんふくんでいる缶コーヒーや清涼飲料水などをよく飲んでいました。低血糖症だったと思います。

コーラなどをペットボトルでたくさん飲むと、血糖値が急上昇し、その後、反動で血糖値が下がり過ぎてしまいます。「ペットボトル症候群」といわれるものです。

精製した砂糖を多くふくんだ飲料水を飲むと、すぐにブ

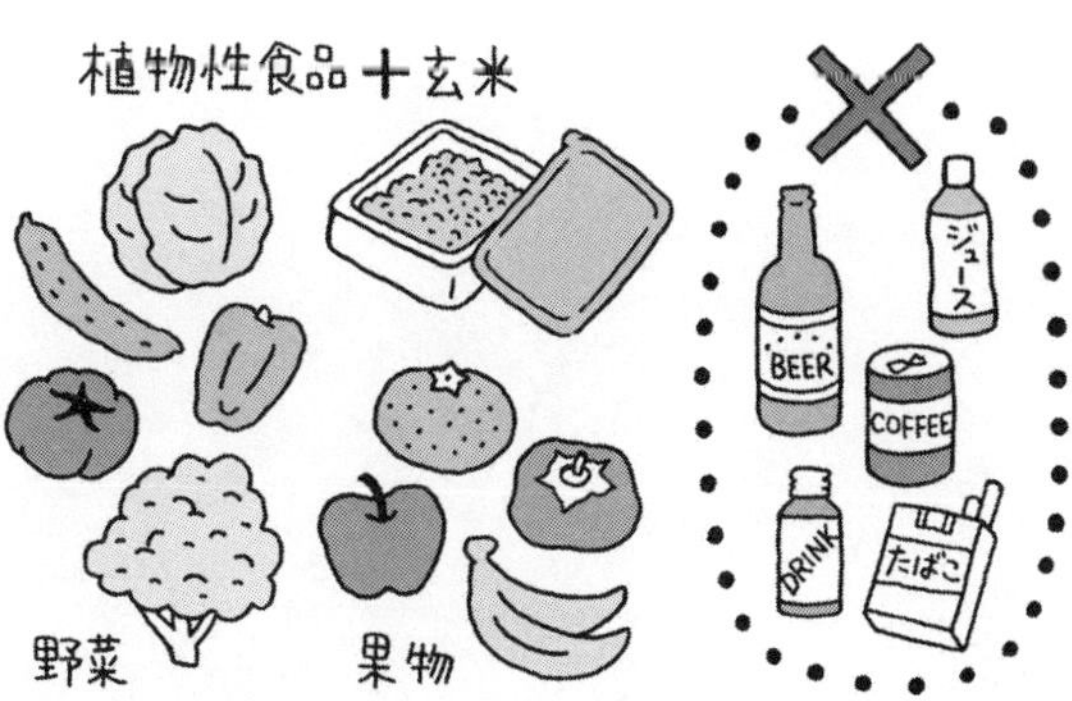

体にやさしい食事を心がけ
有害物質や食べ過ぎは避ける

ドウ糖が血中に入るので、血糖値が上昇します。すると、インシュリンが出て血糖値を下げます。次にアドレナリンが出て血糖値が上がる。このように、血糖値が大きく変動する状態が「低血糖症」です。

「低血糖症」は、さまざま精神症状や身体症状を引き起こします。気分がふさいだり、朝起きられないなど、さまざまな不定愁訴《ふていしゅうそ》が現れます。僕の場合も、低血糖症が、うつに大きく関係していたと思われます。

また、以前の僕は、お酒をよく飲むし、肉や脂っぽいものを多食していました。それらをやめたことも、健康状態がよくなったことの大きな要因だと思います。

僕が、ナチュラル・ハイジーンというシンプルな食生活をつづけられたのも、「病院の精神科医であることがイヤでイヤで、辞めたくてしようがない」という理由があったからです。今は、お酒を楽しんでいますし、宴会では肉も食べています。

次々と難病を治した「甲田療法」に学ぶ

あとになって学んだのですが「ナチュラル・ハイジーン」のこの考え方は、断食指導の大家として知られる甲田光雄先生（元大阪大学医学部非常勤講師、甲田医院院長）の療法と共通するものがあります。

故・甲田光雄先生は、西式健康法を基本にして、断食療法を実践、指導するとともに、独自の玄米菜食の少食療法（西式甲田療法）を築かれました。がんをはじめとした治療が難しい患者さんたちに指導して、すばらしい成果を上げておられます。

西式健康法は、朝食抜きの1日2食主義です。甲田先生は、入れる（食べる）ことよりもまず、出す（排泄する）ほうが先という考え方に立っていました。朝、排便を促進するためには、朝食をとらないほうがいいと教えていますが、それは、朝食をとると排便が抑制されてしまうからです。

多くの人は、朝食を食べるから排便があると思っているし、じっさい、食後に排便することが習慣になっているでしょう。

なるほど、朝食をとると、それによって胃大腸反射が起こり、便意をもよおします。だから、排便のためにも朝食をとることが必要と、朝食擁護派はいいます。

しかし、甲田先生は、朝食をとると排便が抑えられ、便が完全に出きらないで残り、それが宿便になって腸に滞留すると主張しておられます。

その理由は、モチリンという消化管ホルモンの分泌が抑えられるからです。十二指腸から分泌されるモチリンは「胃腸のお掃除屋さん」とでもいうべきホルモンです。このホルモンは、何も食べない時間が6〜8時間以上つづくと分泌《ぶんぴつ》されはじめます。

そして、胃を収縮させ、さらには小腸を蠕動《ぜんどう》させます。こうして、胃壁や小腸の壁の残存物を、下へ下へと送っていきます。それによって、胃腸の大掃除がなされます。

このホルモンは、若いときは、何も食べない時間が6時間程度つづくと分泌されはじめますが、一般には8時間程度です。年をとると一般に、分泌されるまで余計に時間がかかるようになります。何も食べない時間が長くつづくほど、分泌が活発になります。

空腹《くうふく》のとき、おなかがグーッと鳴ることがありますが、それはモチリンが活発に分泌されている証拠です。

たとえば、夜の9時に夕食を終えたとしましょう。すると、モチリンが分泌されはじめるのが、朝の4時ごろです。その後、モチリンの分泌は活発になるので、朝7時に起きたときには便意をもよおします。ただし、これは、健康的な生活を送っている場合です。

それはともかく、モチリンが十分に分泌されることによって、胃や腸の掃除がなされ、排便も円滑におこなわれ、宿便として便が残るのも少なくなります。

朝、モチリンの分泌がもっとも活発なときに、排便するよりも前に朝食をとると、その時点でモチリンの分泌は止まります。そのため、便が完全に出ないで、体のなかで出残ることになります。

そうならないためには、朝食をとらないほうがいいし、とる場合も排便をすませたあとがよいと、甲田先生は教えています。つけ加えると、甲田療法では、朝食を抜くのが基本で、昼食には野菜ジュースを飲みます。午前中、口さみしいという人には、自宅でしぼった野菜ジュースを飲むように勧めています。

日本風にアレンジした食事療法とは

前述したように、「ナチュラル・ハイジーン」は、アメリカで考案されたものです。しかし、僕が実践したのは、むしろ、甲田療法に近いものです。

甲田先生は、病状のレベルに応じて、いろいろな内容の食事を考案されています。カロリー数も、一日1000キロカロリー以下の極端に少ないものから、1800キロカロリー程度のものまで幅があります。

玄米菜食が基本ですが、いちばん特色があるのが「生菜食の少食療法」です。

これは、生の玄米粉、生野菜（野菜ジュース、ニンジン、ダイコン、ヤマイモなどをすりおろしたもの）などの生の植物性食品だけをとる療法です。リンゴなどの果物を加える場合もあります。

僕がおこなった食事は、炊いた玄米を除くと、ほぼ生菜食と同じです。甲田先生は、「生の食品の、病気治し、健康増進の力は、加熱したものよりはるかにすぐれている」と、おっしゃっていました。

僕がみなさんに勧めるのは、日本風にアレンジしたナチュラル・ハイジーンです。つまり、玄米菜食をベースにした食事をすればよいと思います。

日本には、伝統的な玄米菜食（療法）があります。そして、玄米菜食には、生のものを重視する流派と、生のものを食べない流派があります。

西式健康法や西式健康法を基本にして発展させた西式甲田療法は、生のものを食べることを重視しています。

玄米菜食は、主食を玄米にします。米は、胚芽《はいが》や糠《ぬか》の部分に栄養素が豊富です。その大事な部分を取り除いたのが白米です。玄米はイヤだという場合、3分づき、5分づきにすればよいし、胚芽米や、白米に胚芽米を混ぜる方法もあります。また、発芽玄米は玄米よりも栄養があります。

副食には、野菜、イモ類、豆類、海藻などの植物性食品を中心にします。甲田先生は、常食する食品として、玄米、野菜、イモ類、豆類、海藻、ゴマ、小魚などを挙げています。

肉や魚については、僕はいっさいとりませんでした。肉はとらないほうがいいし、魚も不要だと思います。しかし、食べたいときは食べるとよいでしょう。

また、僕の場合、油を使った料理も食べませんでした。油は、アボガドなど、天然の食品にふくまれているものを摂取しただけです。

一般的にもいわれていますし、僕も体験し、実感していますが、植物性食品中心の食生活にして、動物性食品の摂取を減らすと、心が穏やかになり、安定してきます。このことからも、うつの改善のためには、植物性食品中心の食生活が適しているといえます。

では、具体的にはどのような食生活にすればよいのでしょうか。

たとえば、午前中は、野菜をジュースにして飲みます。ジュースに、オレンジやリンゴなどの果物を混ぜて、野菜果物ジュースにして飲む方法もあります。あるいは、野菜ジュースや果物のジュースと豆乳を混ぜて、豆乳野菜ジュースや豆乳野菜果物ジュースにする方法もあります。もちろん、果物をそのまま食べるのもお勧めです。

昼食や夕食も、植物性食品を中心にします。

おなかがすく人は、玄米ごはんを追加すればよいと思います。

食事の量に関しては、これまで説明したように、ナチュラル・ハイジーンは野菜、果物が中心で、これらに関しては好きなだけ食べてよいとされています。

しかし僕は「食べ過ぎないこと」が非常に重要だと考えています。体重が減るだけでも体調がよくなります。

なお、ダイエット法としては、僕が主宰しているメンタルセラピーのチーフメンタルセラピストとして活動している「はまち。」さんは、「朝バナナダイエット」を勧めています。簡単にできるよい方法です。

水をしっかり飲むことは健康の基本

食生活において、重要なことのひとつは、水をしっかり飲むことです。

私たちの体の70パーセントは水でできています。そして、水はさまざまな代謝にかかわっています。水は血液のなかに入って全身を巡り、全身の細胞に届けられます。細胞の代謝にも水が欠かせません。

老廃物や有害物の排泄と排便を促すためにも、水分をしっかりとる必要があります。甲田先生は、老廃物や有害物の排泄と排便を促進するために、午前中はしっかり水を飲むように勧めています。

水を飲むことは治療法にもなります。世界には、水を飲む療法もあります。イラン人医師、バトマンゲリジ氏は、ありとあらゆる病気の患者に、水を飲ませて治療しました。うつ、アレルギー、高血圧、倦怠感《けんたい》、不安、消化性潰瘍《かいよう》、腰痛、皮膚のシワ、セルライト（脂肪のかたまり）などのさまざまな病気や症状の改善に有効であると報告しています。

では、1日にどれくらいの量の水を飲めばよいのでしょうか。

体重（キログラム）の30分の1の量が必要とされています。体重が45キログラムの人なら1日に1・5リットル、体重60キログラムの人なら2リットルは必要です。

僕も治療の一環として、患者さんに水を飲むことを勧めています。その経験からいいますと、一定量以上の水を飲むと、痛み、ふらつき、アレルギーなどの症状がやわらぎます。

頭痛や肩こりなどの不定愁訴も、水分の不足が関係している場合があります。

一般的に今日、水分の摂取が不足し、慢性的に脱水状態の人が多いように思われます。

ところで、どういう水を飲めばよいかという問題があります。水道水には塩素がふくまれているので、浄水器をつけている家庭は多いし、ミネラルウォーターを常用している人もいます。活性水素水、硬質のミネラルウォーターがいいという見方もあります。

手軽にでき、無難なのは、水道水を浄水器で濾過《ろか》して飲む方法でしょう。

ちなみに、生野菜をかじり、水をたくさん飲む僕の食事は、お猿さんがモデルです。

いっぽうで、漢方には「水毒」という病態があります。これは、体内に水が滞《とどこお》っている状態です。水毒は、体調不良や病気を引き起こす一因になることから、水の飲み過ぎはよくないと考えています。このような考え方もあることを知っておいて、自分の体で試してみてください。僕は、水を飲んで、体をうるおし、浄化するのが好きです。

体を動かすことも健康の基本

『成功の9ステップ』には、健康について、運動も紹介されています。

運動が必要なことはわかっていましたし、僕はもともとスポーツが好きでした。しかしふつうの生活をしている人は、特定の競技スポーツを、毎日できるわけではありません。健康づくりで適しているのが、酸素を取り込みながらおこなう有酸素運動で、ウォーキングやジョギング、スイミングなどがこれに該当します。

それらのうち、毎日おこなうのに最適なのが「歩くこと」です。年齢に関係なく、安全におこなえます。

僕の場合、毎日、あいた時間を見つけては散歩に出かけました。じっとしていると、エネルギーが下がるという思いもありました。歩く距離をふやすために、職場や自宅の最寄り駅のひとつ前の駅で降りて、歩いたりしていました。

運動は、うつに関係なく、健康の維持・増進や、体調の改善、生活習慣病の予防・改善などに役立ちます。健康のために欠かせないものですが、うつの患者さんたちに「絶対におこなうように」とはいっていません。

考え方が変わり、気分がよくなってくると、自然に歩いたり体を動かしたりしたくなるものです。

動かないのは〝静物〟です。デスクワーク中心の仕事で、たまに外出するときは車で移動という生活では、〝静物〟になってしまいます。〝静物〟ではなく動物に戻りましょう。歩くと、いろいろなアイデアが浮かんできます。動くことを楽しみましょう。

また、親は子供に対して、「じっとしていなさい」と躾《しつけ》ることが多いですが、子供は自発的に動くときに脳神経が発達していきます。じっとさせると、発達も抑えられてしまうと、僕は考えます。

食事療法も運動もムリにやらない

先にも述べましたが、うつの改善には「ねばならない」と考えることをやめるようお勧めします。「がんばらないといけない」など、「ねばならない」という考え方をもちつづけると、心が苦しくなるばかりです。

食事療法や運動についても、「○○を食べねばならない」「○○をしなければならない」という考え方をもたないようにしましょう。

食事療法をおこなうと、食べてはいけないものに目が行きがちです。「これを食べてはダメ」「あれを食べてはダメ」という意識にとらわれます。そのため、禁じているものをつい食べてしまうと、罪悪感にとらわれることがあります。それでは損です。

食べ物を不味《まず》いと感じるときや、食欲がないときは、無理に食べないでください。

ふだんは肉を食べないようにしている人が、もしも肉を食べるときには、後悔もせず、罪悪感ももたず、肉に感謝しましょう。喜びや満足の気持ちになれることのほうが大事です。

お酒も同じで、量を過ごさなければ、飲みたいときは飲めばよいでしょう。今日はお酒を飲むことができたと、素直に喜びましょう。

「ねばならない」という考え方は、完璧主義につながります。

食事においても、「ねばならない」と考える完璧主義の方は、「食事療法をきちんと守って実行しているのに、効果が見られません。どうしてでしょうか」と、聞いてくることがあります。効果が得られないのは、食事以上に、その人の考え方に原因がありそうです。

自分が食事を変えると、家族にもそれを食べさせようとする人がいますが、それが原因で人間関係がぎくしゃくしていることがあります。

僕の場合、妻も子供もいましたが、自分の食事は自分でつくりました。家族におなじものを食べるように強要もしませんでした。

ちなみに、息子が生のニンジンをかじって、一口でやめてしまいました。家族のひとりが食事療法をしている場合、それを夫(妻)や子供が見て、自分たちもやりたいと思ったら、いっしょにやればよいだけの話です。

また、食事は女性がつくるもの、という考えをもっている人が、男性にも女性にもいますが、自分の健康、食事は自分で決め、自分で実行していきませんか。

ナチュラル・ハイジーンで病気が改善した

「ナチュラル・ハイジーン」は、病気の改善に素晴らしい効果があります。じっさいに、この食事に変えて病気改善に効果が得られたケースを紹介しましょう。

埼玉県ときがわ町にある「小峰歯科医院」の小峰院長の奥さまの例です。この方は、僕の講演をこれまで何度も聞いてくれています。

彼女は、急性腎炎《じんえん》をナチュラル・ハイジーンの考え方によって、薬を使わず、食事を変えて、自分で治しました。

以下、小峰院長からの報告を紹介します。

＊　　＊

3年前の12月の朝、突然、女房が「体調が悪いので、日曜日だけどA先生に診察を頼めないかしら」と部屋へ入ってきたのでした。

顔を見ると、むくみで目が見えないほどでした。早速A先生に連絡をすると、「すぐにいらっしゃい」といってくださいました。

A先生のクリニックへ行く途中、何度も嘔吐《おうと》のため車を止め、約束の時間をかなりオーバーし、やっとたどり着きました。

Aクリニックへ着き、すぐに尿検査をしたところ、「かなり蛋白《たんぱく》が出ているので、地元の医科大学病院へ紹介しましょう」といい、A先生は直接電話してくださいました。

そしてそのまま医科大へ行き、検査をすると「急性腎炎」との診断が下され、緊急入院となりました。担当医に聞くと、1か月の入院が必要とのことでした。

女房は抗生剤を服用していました。その抗生剤による副作用によって発症したことが考えられました。

そこで私は、入院中の薬物投与を拒否させていただきました。担当医と議論の末、やっと承諾《しょうだく》していただいたのです。

入院の準備のために自宅へ戻ると、ヒューストンの松田麻美子先生からお歳暮が届いておりました。早速、お歳暮のお礼と、女房の突然の入院をメールしました。するとすぐに返信が届き、次のようなアドバイスがありました。

・〈松田麻美子先生からの返信〉

奥さまですが、きっと長年の疲れから、腎臓が弱っていたのだと思います。そのために、抗生物質の副作用がもろに出てしまったのでしょう。

ナチュラル・ハイジーンでは、どんな病気でも、「Water Only Fasting（水は飲みながら、断食）」を勧めます。

「Water Only Fasting（水は飲みながら、断食）」を3〜4日なさることをお勧めします。Fastingを終えたあとは、急激に食べないように注意が必要です。

100ミリリットルのジュース（ミカンかリンゴなど）を100ミリリットルの水で薄めて2時間ごとに飲みます。

それを1日した後は、野菜ジュースだけを1日2000〜2400ミリリットルとるプログラムを、体調がよくなるまでつづけます。

野菜ジュースはニンジンをベースに、小松菜やキャベツ、セロリ、キュウリ、ピーマン、リンゴでつくります。

過ぎたことですが、抗生物質は決してとるべきではありません。

熱が出た時点で「Water Only Fasting（水は飲みながら、断食）」をしていたら、あっという間に治ったと思います。

どうぞお大事になさってくださいませ。

・〈松田麻美子先生への返信〉

早速、松田麻美子先生のレシピどおりにジュースをつくって、病院へケイタリングサービスをしました。3日間の絶食を守り、見る見るうちに元気になっていきました。6日目に入院後2回目の検査の結果が出ると、なんとすべて正常化していたのです。担当医が、「信じられない。あり得ない」と私にいいました。

そして、「入院させておく理由がなくなりましたので、明日、退院してけっこうです。ただし、奥さまは鉄欠乏性貧血があるようですから、サプリメントなりを使用してください。ご主人は栄養学にとても詳しいようですから、お任せします」と、退院許可が下りたのでした。

というわけで、1か月半の入院予定が、松田麻美子先生のおかげで1週間で退院できたのでした。感謝申し上げます。

＊　＊

以上、小峰院長の報告と、松田先生のメールを紹介しました。

これが食事の効果です。いや、人間の自己治癒力の効果です。

犬や猫が、調子が悪いとき、エサをバクバク食べるでしょうか。何も食べないで、じっと休んでいないでしょうか。場合によっては、草を噛《か》んで、吐いてはいないでしょうか。

エネルギーを、消化ではなく、自己治癒に向ける。体内の毒素を排泄し、健康にする力を体はもっています。体がもつ「健康を回復する力」を信じて、委《ゆだ》ねることも大事だと思います。

僕は今、あらゆる症状が、健康を回復する浄化の現象だと考えています。

そして、症状が現れる前に、健康を損なう毒素が体内に取り込まれています。

そのひとつは「過剰なストレス」で、もうひとつが「体に合わない食べ物」です。

こんにち、私たちは、工場でつくられた食べ物（加工食品）だけを食べても生活できる社会に生きています。石油からつくられたものばかり食べていて、ロボットのようになっている人はいないでしょうか。

この章を読むなかで、現在の自分の食生活を振り返っていただきたいと思います。

あなたのココロとカラダ、大丈夫ですか――

＊健康な心は、健康な体があってこそです。健康な体は、健康な心があってこそです。このどちらかが欠けても、健康は維持できないことを知りましょう。
＊健康にとって必要な条件を体に与えましょう。「新鮮な空気」「じゅうぶんな水分」「生理機能上ふさわしい食事」「じゅうぶんな睡眠」「じゅうぶんな休養」「適度な運動」「日光」、そして「ストレスとの正しいつき合い方」などです。
＊体を傷つけるようなものは、控えましょう。「タバコ」「アルコール」「コーヒー、紅茶などのカフェイン飲料」「麻薬と薬」「過剰なたんぱく質、赤身の肉類」「過剰な塩分」「加工食品と砂糖」などです。
＊食べ過ぎ、飲み過ぎは、内臓を疲弊させ、さらには心身の働きを鈍《にぶ》らせるものと考えまし

ょう。また、食べることより、排泄することを優先して考えましょう。
＊朝は、体が排泄に要する時間。この働きを阻害する朝食は、抜くか控えめにします。
＊正午から午後8時に、野菜や果物を多めにした食事を心がけましょう。
＊「これを食べてはダメ」という考え方はやめましょう。お酒や肉も、量を過ごさなければ食べてもいいでしょう。楽しく「おいしいな」「ありがたいな」と思いながら食べるようにしてみませんか。

6章

●家庭、職場、学校…

僕は「人間関係」を変えてうつを克服した

人に悩み、人に悩まされるあなたへ――

人間関係につまずく原因は、親子関係にある

うつの多くは、職場や家庭などの人間関係が直接的な原因となって発症します。たとえば、会社に行くとうつになる場合は職場の人間関係に原因があり、家族といっしょにいてうつになる場合は家族の人間関係に原因があります。

しかし、第一章や第三章でも触れましたが、基盤としての要因は、親から受け継いだ考え方にあります。

僕の母親は、よい成績をとる僕しか認めてくれませんでした。丸ごと、ありのままの僕を認めてくれることはありませんでした。

そういう母でしたが、母は母なりに愛情をもっていたのでしょう。しかし、僕は母に愛されていたとは思えませんでした。

一生懸命勉強に励《はげ》んでも、結果が悪いと否定されるので、根底で自分に自信がもてません。だから、医学部に入学できても、同級生よりも劣っていることがあると、すぐに自信をなくしてしまいました。

それは医師になってからもつづきました。ちょっとしたことでも、これでは医師としてやっていけないのではないかと不安になります。それは、自分に自信をもてないことに由来しています。そして、ついに、うつ状態に陥ってしまいました。

「相手を変えられる」と思うから、夫婦がぶつかる

お互いに自分の意見や思いを主張し、いつもぶつかっている夫婦関係があります。双方ともに自分の意見を相手に認めさせ、通そうとします。

なぜ、口論やケンカになるかといえば、「自分が正しい、相手は間違っている」と思うからです。

他人同士の場合、意見や思いが食い違ったときは、どうなるでしょうか。

どちらかいっぽうが譲歩することもあるでしょう。あるいは、意見の違う人とは離れていくこともあるでしょう。

他人同士の場合、それですむでしょう。

ところが家族の場合、厄介《やっかい》なことに、相手に変わってほしい、よくなってほしいという

期待があります。

一例を挙げてみましょう。

ある妻は、「休日に夫（父親）は、子供の教育のためにも家族といっしょに過ごすべき」という考えをもっていて、それが正しいと信じています。ところが夫は、「平日は会社で働いて疲れているのだから、休日は自分の好きにさせてほしい」と思っています。

ふたりの考え方が違うのですが、休日のたびに、妻は自分の意見を主張し、それを夫に認めさせようとします。しかし、夫は少しも変わりません。妻は当然、充《み》たされない気持ちになります。こういうことをくり返した果てに、うつになる妻がいます。

また、「親が自分のことを認めてくれない、認めてくれたら心が充たされるのに……」と考えることも、うつを引き起こす原因になります。親が子供に自分の価値観を押しつけると、子供の心は苦しくなります。

価値観は一人ひとり違うのです。「相手を変えることはできない」と考え、相手を受け入れると、心は楽になります。

互いが互いの意見を主張し、相手に強要する関係は、互いの心を苦しくさせます。そして、ふたりのうち、我慢《がまん》をする側がうつになることがあります。

「死んでしまいたい…」は、人間関係を見直すとき

職場や家庭の人間関係が原因でうつになったら、それは人間関係を考え直すときです。たとえば、上司が原因でうつになった場合はどうでしょうか。

上司が変わってくれればよいでしょうが、そうなるかはわかりません。部下をいじめる上司は、心に問題を抱えている場合があります。部下をいじめ、自分の力を誇示することによって、自分の自信を保っていることがあります。

また、自分の保身のためには、部下に成果を上げてもらわないといけません。そのため仕事でよい結果を出せない部下のことを、叱責します。しかも、その叱責は相手が精神的に耐えられないレベルにまでエスカレートすることもあります。

前述したように、職場や会社の人間関係が原因でうつになったら、それらの人間関係を見直すときです。人間関係がうつを引き起こす直接的な原因ですが、大本の原因として、その本人の考え方があります。

他人を変えることはできませんが、自分はいくらでも変えられます。

もし、うつが昂《こう》じて死にたいと思うようになったとしたら、どうすればいいでしょう。そのときは、うつの根本原因の改善を考えましょう。もし、それを考えられないほどの状態にある場合は、休むときです。

職場の人間関係がうつの原因になっている場合、その職場に今後もいたいかどうかを考えてみてください。いたいなら、人とのつき合い方を楽にできないでしょうか。考えてみましょう。いっぽう、その職場にいたくない場合は、退職も選択肢に入れながら、自分が楽になる方法を考えていきましょう。

家族の人間関係がうつの原因の場合も同様で、うつになったら、家族と一緒にいたいかどうかを考えるときです。患者さんに対して、僕から「別れなさいよ」とはいいませんが、別居や離婚を選択肢として視野に入れながら、どうしたいかを考えていきましょう。

一度選んだ方法をあとで変えても、自分を責めないでくださいね。自分を責めずに、相手を責めずに、自分を楽にする考え方や行動へと変えていきましょう。

しかし、あとで変えたくなることを考慮すると、さすがに退職や離婚は慎重にしたほうがいいかもしれません。

僕は、以前、病院の精神科に勤めていたころは、うつの患者さんに対して、「重大な決断をしないようにしましょう」と話していました。しかし、退職や離婚の決断を下すことで、心が楽になる場合があるのです。僕自身も、病院の精神科をやめ、薬の処方をやめ、いまの人生を楽しむ自分がいます。

ただし、僕は、患者さんに強くアドバイスすることはしていません。あくまでも患者さん本人が、どうしたら楽になれるかを考え、それを決めるお手伝いをしているのです。

言葉のナイフを真正面から受け続けますか

人間関係が原因でうつになる人は、他人のきつい言葉を正面きって受け止める傾向があります。

たとえば、退職を強要するために、嫌がらせの暴言を吐かれることがあります。

「君がいるから、みんなが困っているんだよ」とか、「君のような無能な部下は見たことがない」などと、モラルハラスメントの言葉を浴びつづけ、それを真っ正面で受け止めていれば、心は大きなショックを受けるでしょう。

相手は退職させたいという魂胆《こんたん》があって、意識的に暴言を吐いている場合もあります。

あるいは、精神的に余裕がないために、そういう暴言を吐いてしまう上司もいます。

　悪意の有無に関係なく、人が人に対してこのような言動をすると、結果的に、人をつぶすことになります。「君は無能」だといわれつづけ、それを真っ正面から受け止めていると、やがて、「自分は無能なのだ」と思うようになり、うつ状態になってしまう場合があります。

　するとそれに対して、上司が、「君は心の病気になった。この仕事はムリじゃないのか」などと、今度はうつを理由にして退職を迫ることもあります。こうして精神的に追いつめられた部下が自殺した事例が、じっさいにあります。

　このような人間関係が原因でうつになった人は、他人の言葉のナイフを真正面から受けないようにすることをお勧めします。もしあなたが、誰かにナイフを突きつけられたら、あなたは胸を差し出すでしょうか。避けたり、逃げた

相手のきつい言葉は
まともに受けず、受け流す

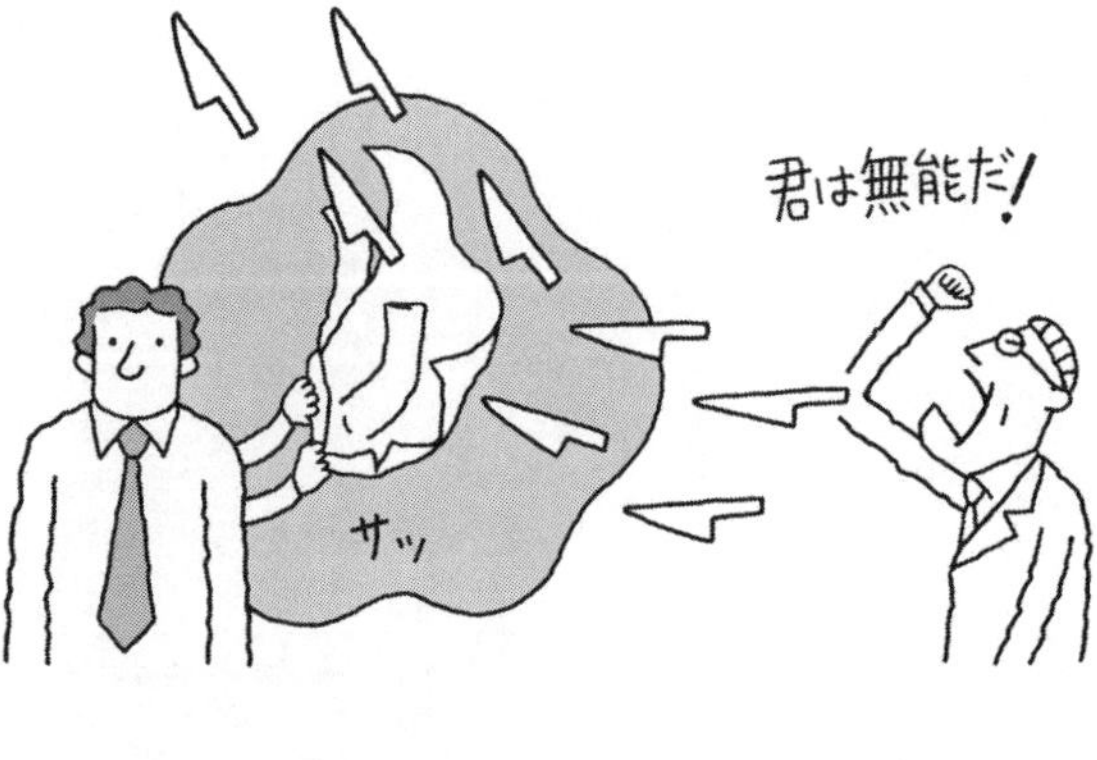

りしませんか。言葉のナイフを切り出すのは相手かもしれませんが、そのナイフから自分を守ることはできる、と僕は提案しています。

他人からいわれて、自分の心が苦しくなる言葉は、受け取ることも、聞き流すこともできるのです。聞き流すことも苦しいという人もいるでしょう。そういう人は、聞かなくてもすむ距離を置くことができないか、考えてみましょう。

親の夢を背負わせれば、子供の心は重くなる

日本の母親は、自分自身の夢をもたない傾向があります。とくに良妻賢母の方に多く見られます。自分自身がいい子に躾《しつけ》られた背景があり、子供の躾に集中します。

そして、子供に夢を託します。子供の学歴や出世を自分の夢にします。子供が一流の学校に入学すること、一流の会社に就職することが、自分自身の夢になります。夢を託すから、その夢を実現してほしいと、子供を叱咤激励します。なかには、それを言葉にしていわずに、冷たい目線で子供をコントロールする母親もいます。

自分が実現できなかった夢を子供に託したり、自分の理想像を子供に実現してほしいと

願う場合もあります。

しかし、子供の夢と親の夢は違うこともあります。親が自分の夢を子供に強要すると、親子の関係にあつれきが生じるばかりか、抑圧された子供がうつになることもあります。今起きている親殺しは、こうしたことと関係ないのでしょうか。

いっぽう、子育てが自分の仕事だった母親は、子供が自立すると、うつになることがあります。これを「空の巣症候群」と呼ぶ人もいます。

親は親で、自己実現を楽しみましょう。そして、子供の夢の実現を応援しましょう。そうやって、苦しみの連鎖を断ち切り、幸せの連鎖をつくり出してみませんか。

その関係がつらいなら、距離を置けばいい

では、僕の場合、人間関係の問題をどのように克服したのでしょうか。

僕が、『成功への9ステップ』の本に出会い、生き方を変えてうつを克服しようと決意したのが2006(平成18)年の10月でした。その前から、妻との関係はいよいよ険悪《けんあく》になり、互いにストレスになっていました。それでもふたりの子供がいたし、なんとか折り合いいた

いと思っていたので、修復するべく、自分から話し合おうとしたこともありました。

しかし、その年の暮れになって、妻から離婚を切り出されました。「あなたと一緒にやっていけない」といわれたのです。別れたいきさつは、先に述べました。

自分の両親との関係についても、先に触れましたが、現在の僕は、一定の距離を保って両親とつき合うようにしています。親しくつき合ってはいませんが、そのほうが互いにイヤな思いをしなくてすみます。

こうして振り返ると、僕はいまも人間関係を学ばせてもらっています。僕は昨年の夏、再婚し、その年の12月には子供が生まれました。妻との関係においては、相手は変えられないことを学ばせてもらっています。

僕は、離婚をした体験から、自分のコミュニケーションのあり方に問題があると感じ、心理学やカウンセリングを学びに行きました。これらの勉強も、役立っています。

うつにならない人間関係、4つのポイント

僕は2009年1月から、人が楽になるお手伝いをするメンタルセラピストの養成をし

ています。メンタルセラピストを志す人たちのための体験講座を月に3回ぐらい開いていますが、そのなかで必ず伝えているのが、人間関係の在り方です。

人間関係が、うつ病発症の根本原因であるし、直接的な原因になっています。

僕は、人間関係（親子関係をふくむ）の在り方を4点にまとめています。

(1)相手は変えられない、自分も相手に変えられない

患者さんやメンタルセラピストに向かって、僕がくり返しいうのがこの言葉です。

「相手は変えられないし、自分も相手に変えられない」。

なぜ、子供は反抗期があるのでしょうか。

子供の望まないことを押しつけて、親の思うとおりにしようとしていないでしょうか。

相手を変えようとする力を「外的コントロール」といいます。

相手のためによかれと思うことであっても、力によって相手を変えようすることは関係を悪くします。

外的コントロールによって相手を変えようとすると、相手との距離を広げます。

しかも、相手は変わったでしょうか。おそらく、変わりません。あるいは、変わったよ

うに見えても、相手との関係は悪くなっているのではないでしょうか。外的コントロールによって、人は変えられません。

言い方を変えると、自分はほかの誰からも変えられることはないのです。

人間関係において、この真理は非常に重要です。相手を力でもって変えようとして、それがうつ病になる素地をつくり出しています。

(2)一緒にいたいなら、いい悪いの評価を外して、相手を受け入れる

カウンセリングの勉強のなかに「傾聴《けいちょう》」があります。傾聴トレーニングをおこなっているところもあります。

いい悪いの評価を外すと、傾聴は簡単にできます。

いっぽう、「それは違うんじゃないの?」と思いながら聞いていると、それが表情に表れ、あたかも目からビームが出ているかのようになります。

相手を楽にしてあげたいと思うときは、相手がいうことは相手にとっての真実だと思って聞きましょう。こうすれば、傾聴の出来上がりです。

人間関係においても重要なことは、傾聴と同じで、あるがままの相手を丸ごと受け入れ

ることです。丸ごと受け入れるから、相手は心が満たされるし、安心してつき合うのです。

とくに家族の関係では、ことさらこれが求められます。家族の基本は、互いを丸ごと受け入れることにあるといえるでしょう。

ありのままの相手を受け入れず、相手に対していい悪いの評価を下し、批判や叱責をするから、あつれきが生じるのです。そして、互いの心を苦しくします。そして、それがうつを引き起こします。

一緒にいたいのなら、いい悪いの評価を外して、相手を丸ごと受け入れましょう。それが、家族のなかにうつの人をつくらない、うつにならない秘訣です。

会社の人間関係の場合も同様です。部下を丸ごと受け入れているなら、部下は安心して働けるし、会社の売り上げを伸ばすことに喜びを感じるでしょう。

(3)先に変わって魅せる、相手が変わるかどうかは相手が決める

そうはいっても、相手に変わってほしいと思うこともあるでしょう。しかし、「自分が正しい。あなたが間違っている。だから、あなたが変わりなさい」という考え方は相手に通用するのでしょうか。

力関係であなたが上位にある場合は、相手はしぶしぶでも、あなたのいうことを聞くかもしれません。しかし、相手はつらい思いがたまるでしょう。

もし力関係がない場合、あなたの命令を相手が聞き入れるでしょうか。

相手に変わってほしいと思うなら、あなたのほうが先に変わって魅せてあげませんか。見せるだけでなく〝魅せる〟のです。それを見て、相手がいいと思えば、相手は変わるかもしれません。相手が変わるかどうかは、相手が決めることなのです。

「こんなにやってあげているのに、なんで変わらないんだ」では、関係が離れていくばかりです。

相手に変わってほしいと思うのは、相手に期待をしていることの現れです。しかし期待どおりにいかない場合、怒りや落胆を生じることにつながりやすい傾向があります。

以上のように提案すると、よく、「では、見放すのですか」と聞かれますが、それに対しては、「見放すのではなく、見守りませんか」と勧めています。

「家族は難しい」という人がいますが、そういう人は、相手（子供や配偶者）を所有しようとしていないでしょうか。子離れできているでしょうか。パートナーと自分をまるでイコールのように思っていないでしょうか。

家族を愛しながら、かつ家族に期待せず、嫉妬せず、家族がいなくてもOK、いてくれたらもっと幸せ、という素敵な関係を築きませんか。

子供は親の背中から学びます。親の言葉よりも、親の背中に強く影響を受けます。北風でなく、太陽になってみませんか。親は「仕事はたいへんなもの」「子育てはたいへんなもの」というメッセージを背中で語らないほうがよいのではないでしょうか。輝く大人、輝く人生を背中で魅せてあげませんか。

(4)義務と責任の関係から、愛と感謝の関係へ

義務と責任の関係では、たとえば、専業主婦が、家事をすることが義務だと思い込んでいると、それができないときには自分を責めはじめます。

いっぽうで、「(夫は)妻の気持ちを理解するもの」「(夫は)妻の希望は聞くもの、叶《かな》えるもの」、それが夫の義務であり責任だと認識している妻もいます。

だから、「どうして、(私がいうことを)わかってくれないの」「なぜ、(私の気持ちが)伝わらないの」と夫を責める思いにとらわれますが、相手は相手の考えで生きているのです。

親子の関係においても、義務と責任の関係に立って、親が子供に接したら、どうなるの

でしょうか。子供が小さいときは、子供は意に沿わなくても、親のいうことをしぶしぶ聞くかもしれません。しかし、心のなかにしこりが残ります。ところが、成長していくと、どうなるでしょうか。「いや」といえるようになり、親に反抗するようになります。

夫婦や家族の関係においては、義務と責任の関係をなくしませんか。義務と責任の関係は、互いがイライラする要因になっています。さらに、心を苦しくします。

「やってくれたら、ありがとう。やらなくても、やれなくても、OK。困ったときはお互いさま」の関係になりませんか。

家族などの人間関係を、義務と責任の関係から、愛と感謝の関係に切り替えるのです。

そうすると、人生が一瞬で変わります。「笑顔」と「ありがとう」が、内側から飛び出します。喜びに満ちた人生を送ってみませんか。一人ひとりが笑顔になれば、みんな笑顔で、社会にも笑顔があふれ出します。

躾をするつもりが、虐待になっているかも

子育てのなかで、子供に対して、こんな言葉を使う人はいないでしょうか。

「どうしてできないの。お兄ちゃんはできているのに」

「まったく、どうしようもない子なんだから」

「いったい、いくつになったら、自分でできるようになるの」

「ホントに愚図《ぐず》なんだから。さっさとやりなさいよ」など。

こういうふうに、叱責されたり、能力を否定されてばかりでは、子供はどのような人間に育つのでしょうか。これらの言葉を「躾《しつけ》」として使っているかもしれませんが、子供にしてみれば虐待《ぎゃくたい》になっていないでしょうか。

「躾」と「虐待」の線引きは、どこにあるのでしょうか。

じつはこのふたつは、同じベクトルです。相手の意志に反して、相手を変えようとすることを選択理論心理学では「外的コントロール」と呼んでいます。

子供に対してこういう接し方をすると、じつは親も心が苦しくなります。育児ノイローゼの多くも、そこに原因があります。自分の観念にとらわれ、子供の気持ちを理解しようとせず、一方的に叱ったり、責めたりします。

しかし、子供は、自分の思うようにはなりません。その挙げ句、「私が一生懸命がんばっているのに、どうして子供は私のいうことを聞いてくれないの?! わかってくれないの?!」

と悩み、ノイローゼになってしまうのです。

会社の人間関係においても、外的コントロールの言葉は使われます。主に上司が部下に対していいますが、パワーハラスメント（パワハラ）の素地になります。

会社の経営状態の悪化に伴い、パワハラ上司が増えてきたといわれます。

なぜ、こういうことをするのでしょうか。

それは自分が育てられた家庭や会社での経験から、外的コントロールしかコミュニケーションの方法を知らないからです。

じっさい、職場の人間関係において、上司や立場が上の人から、パワハラ的、モラルハラスメント的な言葉を浴びせかけられつづけた果てに、うつになる人が増加しています。

「子供は親の鏡」、子供のゆがみは親のゆがみ

「この子はどうして言葉が悪いのだろう」と、子供の言葉遣いが悪いのを嘆く母親がいます。大人もびっくりするような汚い言葉を口にするわが子に驚きます。そういう言葉遣いや言葉を、子供はどこで、誰から学んだのでしょうか。

もちろん、幼稚園や学校で覚えることもあるでしょう。しかし、多くは両親からではないでしょうか。

じつは、このタイプの母親は父親とよく口ゲンカをします。ふだんは、ていねいできれいな言葉を使っていますが、こと夫婦ゲンカとなると別なのでしょうか。互いに汚い言葉で相手をののしり合います。その言葉を子供が聞いていて、覚えてしまうのです。

互いの意見を主張して譲らず、攻撃し合うような夫婦関係のもとで育つと、子供もそういう人間になります。あるいは、言い訳する習慣が身についたり、自己評価が低くなったりします。

また、父か母のどちらかいっぽうが強く、相手を抑圧している夫婦関係もあります。

この場合、抑圧される側に、うつをはじめ、さまざまな精神症状や体の症状が表れることがあります。こういう夫婦関係のもとで、子供はどのような人間に育つのでしょうか。

たとえば、父親が強く、そのために母親がうつになったとしましょう。子供は、母親のケースから学習して、母親のような立場に置かれたくないと、他人を抑圧するようになる場合もあるでしょう。

子供は親の鏡です。うつにかぎらず、子供が心に問題を抱えたり、引きこもりになった場合、親はまず、自分たちの生き方、夫婦関係、親子関係を楽にしてみてください。

親に笑顔が出てくると、子供の症状は勝手に改善してきます。

コミュニケーションのかたちを変えてみよう

先ほども簡単に触れましたが、相手の意思に反して、相手を変えようと強制することは、選択理論心理学でいうところの「外的コントロール」です。

親から子供に対してなされる外的コントロールは、一般的には「愛情」や「親心」の美名のもとに正当化されています。しかし、親子関係がうまくいっていない場合、親はここをもう一度考えてほしいものです。

子供は、親に厳しく育てられ、心が苦しい状態がつづくと、親を怨《うら》むことがあります。

ところが、自分も成長して親になると、厳しい躾は「親心」からのものであったことがわかり、その時点になって、親に感謝できたという人がいます。

しかし、このようなケースはあまりお勧めできません。自分が子供のときにもった感情のほうが、素直な感情ではなかったでしょうか。

会社における上司と部下の関係にも、同じようなことがいえるでしょう。部下を育てようとしてダメにする上司は、けっこう多いものです。

「自分は一生懸命、部下を育てようとしているのに、部下が期待どおりに成長しない。それどころか、かえって溝ができていくような気がする……」

そんな上司の話を聞いたことがありますが、原因は外的コントロールにあります。

上司と部下の関係がしっくり行っていない場合、なぜうまくいかないのか、上司は考えてみてほしいのです。

どうすれば、親と子、そして上司と部下が、よい関係になれるのでしょうか。

それには「外的コントロールと反対の関係」にしてみましょう。

つまり、相手を変えようとするのではなく、相手の意思を尊重すればよいのです。

外的コントロールとは、他人を力でもってコントロールすることで、具体的には次のようなことが該当します。

・責める
・批判する
・文句をいう

・ガミガミいう
・脅《おど》す
・罰《ばっ》する
・相手の意思を変えようとして、褒美《ほうび》で釣る
・ほかの人とくらべる
これらをひっくり返してみませんか。つまり、新しいかたちのコミュニケーションに変えるのです。具体的には、次のような言動を習慣にするとよいでしょう。
・受け入れる（赦《ゆる》す）
・認める
・信じる
・待つ
・尊敬する
・応援する
・良い悪いの評価を外して、相手の話を聞く

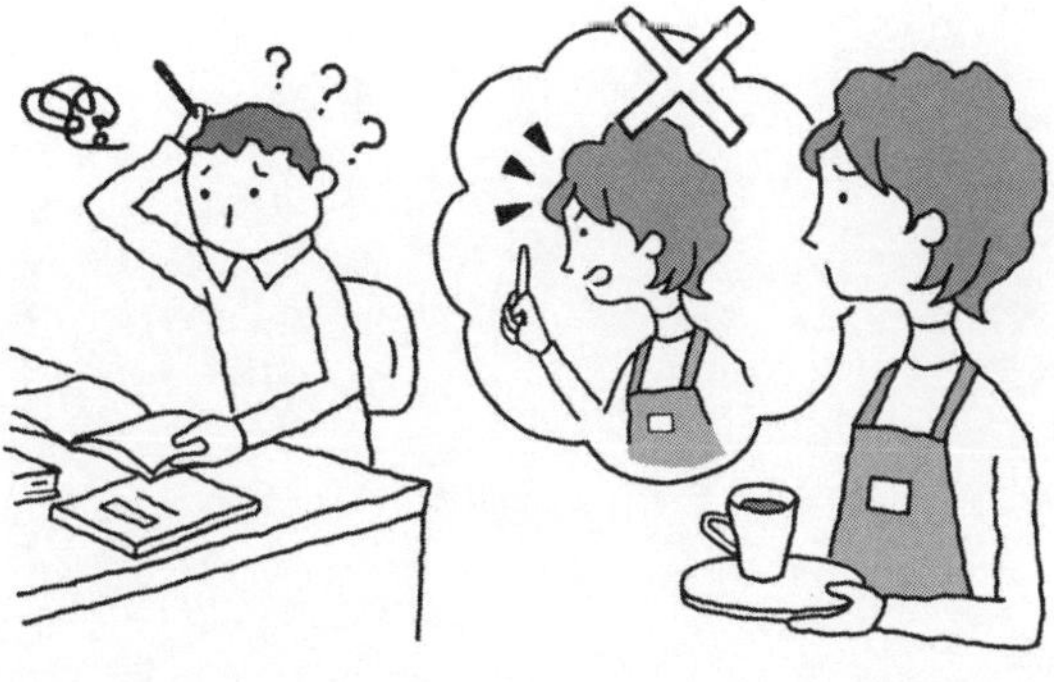

相手を変えようとせず
信じて待ってあげる

つまり、相手を受け入れ、認め、信じて、待つ。

家族においてはとくに、待ってあげることは非常に重要です。子育てのなかで、子供が何かが自分でできるようになるまで、じっと待つことができない親がいます。子供を信じることも、待つこともできない親は、お子さんから離れていてあげてほしい、と僕は思います。

子供は誰でも、成長する力、学ぶ力、現状を変える力があります。少し離れていて、見守ってあげませんか。そして、できるようになるまで待ってあげましょう。

「すべての人に成長する力、学ぶ力がある」。このことを思い出すだけでいいのです。親はただ、子供を信じて待ちましょう。みな、生まれたときは無限の可能性をもった〝神童〟でした。そのことを思い出しましょう。

また、家族の誰かがうつ病の場合、家族はその人をやさしく見守って、本人が自分の力でうつを克服するのを待ってあげましょう。

新しいかたちのコミュニケーションに切り換えると、一瞬で心が楽になります。相手と意見が合わない場合、その相手と一緒にいたいのなら、心からの笑顔で調整していきましょう。別々に行動するのもありではないでしょうか。互いに心地よくやりましょう。

新しいコミュニケーションは、我慢するものではありません。我慢は禁物です。

心配が現実のものになっていませんか

一時期、コーチングが企業研修でも流行りました。コーチングは、非常に素晴らしいスキルですが、相手を変えようとすると効果が発揮されません。ところが、相手が望む方向へ導くために用いると、大きな変化がもたらされます。

5歳の気管支ぜんそくの男の子の患者さんがいます。親子3人で診察に見えました。診察室に入ってくるなり、

「先生に挨拶して。ここにきちんと坐って、じっとしていて」

と、父親が子供を叱りはじめるではありませんか。そこで僕は、

「お父さん、僕は子供が好きなので、この診察室のなかでは、お子さんの自由にさせてあげてください」

と、父親に伝えました。患者さんが小さい子供でも、僕はまず、子供と話をします。

そして、子供との話が終わったあとで、「お父さん（お母さん）から話を聞きたいのだけ

れど、かまわない?」と、お子さんに僕の意思を伝え、同意を得るようにしています。

このお父さんとは、「心配の影響」についても話し合いました。「心配」というのは、強い思考のエネルギーをもっているため、その不安は現実化しやすくなります。

みなさんも、心に抱いた心配事が現実のものとなり、「ほらね、やっぱり」と思ったことはありませんか。

この5歳の男の子の場合も同じで、お父さんやお母さんが「ぜんそく発作にならなければいいけど……」と口にする心配が、子供の体に本当に起きてしまっていたのです。

そこで僕は、この両親に、こう提案したのです。

「どうせなら、起きると困ることではなく、起きても困らないことを、さらにいうなら、起きたらうれしいことを考え、言葉にしていきませんか」と。

このお子さんは、1週間に1回の割合で診療にきましたが、3回目にはお父さんだけが来院し、「息子の症状がほとんど出なくなり、ステロイドの吸入もやめました。何か、だまされたみたいです」と、おっしゃいました。

よかれと思って、親心で子供にいろいろいう親がいます。しかし、子供はどんな気持ちでそれを聞き、どんな気持ちで生きているのでしょうか。親には、自分が子供のときに感じていた感情を思い出してほしいのです。

相手に認めてほしい思いが強いと、心が空《むな》しくなる

患者さんのなかには、「相手に認めてほしい」「認めてくれないから心が満たされない」という人がいます。

相手に認めてほしいがために、つい無理をしてまでがんばってしまう人がいます。しかし、ずっとそれを追いつづけるのはもったいないと僕は思います。

いったい、相手はいつ、認めてくれるのでしょうか。

「相手が認めてくれたら満たされる」と考えていると、自分の気持ちを自分で切り替えることができなくなります。

いつでも自分を満たしてやるには、どうすればよいでしょう。

お勧めは、「自分で自分を満たしてあげること」です。いつでも、自分を認めてあげたらいかがでしょうか。何かできたときだけではなく、「ただ生きているだけで素晴らしい」と、常に自分を認めてあげれば楽になります。

あなたは「生まれてきてよかった」と思うことがあるでしょうか。「お父さん、お母さん、生んでくれてありがとう」と思うことがあるでしょうか。

僕は今、親と離れているときには「生んでくれてありがとう」と感謝できるようになりました。しかし、会いに行って、父に小言をいわれたり、母に厳しい口調で何かをいわれると、イライラしてきます。そういう自分に気づいたので、僕はあまり両親のもとには近づかないようにしています。

僕の例が参考になるとはかぎらないので、読み流してください。ただ、患者さんのなかには、生育過程で親からコントロールされたり、親が亡くなったあとも親の言葉（マイナス言葉、否定的な言葉）にとらわれている人がいます。

親との関係においても、職場の人間関係においても、あなたにとって、自分が居心地がよい距離をとってみませんか。

そのまま苦しみ続けていいのだろうか

夫がいるときだけ、耳鳴りがすると訴える女性の患者さんがいました。また、休日は平気なのに、会社に行く電車に乗るとおなかが下るという若い男性患者がいました。

体は何を訴えているのでしょうか。体は正直です。「頭で考えた行動」が体（自分）のペースを超えているのではないでしょうか。

じっさい、勉強や仕事で多忙を極め、その状況に「体がついていかない。調子が悪い」と、おっしゃる患者さんが、たくさんいます。

そういう患者さんに対して、僕からの提案は「体に合わせること」です。体の声を聞きながら、「調子が悪い」といわず、調子が回復するまで休みながら生活してください。

体が悲鳴を上げているのに無理をしつづけたらどうなるでしょうか。

体が破綻をきたせば、大きな病気になります。その病気が、「頭で考えた行動」や「行き過ぎた行動」にストップをかけ、休息させてくれます。

「頭で考えたこと」というのは、人を苦しみに追い込むことがあります。

たとえば、「一度就職した会社を辞めたら、次の仕事は見つからない」「自分が仕事を失ったら、家族が路頭に迷う」「一流企業を辞めたら、親の顔に泥を塗る」。こういう考え方をすることで、大きな苦しみを生むことがあります。

もしも、「死にたい」「死んでしまおうかな」という気持ちが出始めたときは、お休みタイムです。「それでも休めない」という人は、このまま苦しいことをやりつづけるつもりなのでしょうか。「死んだつもり」で苦しくなる原因を休んでみませんか。

数か月、数年の休息は、長い人生からみれば、ほんのわずかのことでしょう。

97歳で現役として医療をはじめ多彩な活動をされている日野原重明先生は、「75歳から新老人。75歳から新しいことに取り組んで、社会に旋風を巻き起こすこともできる」と、おっしゃっています。

だからといって、何か特別なことをしようと焦る必要はありません。

生きていることに価値があるのです。生まれてきたとき、あなたはその存在だけで、周りを喜ばせていたのではありませんか。

いま一度、そのことを思い出しましょう。

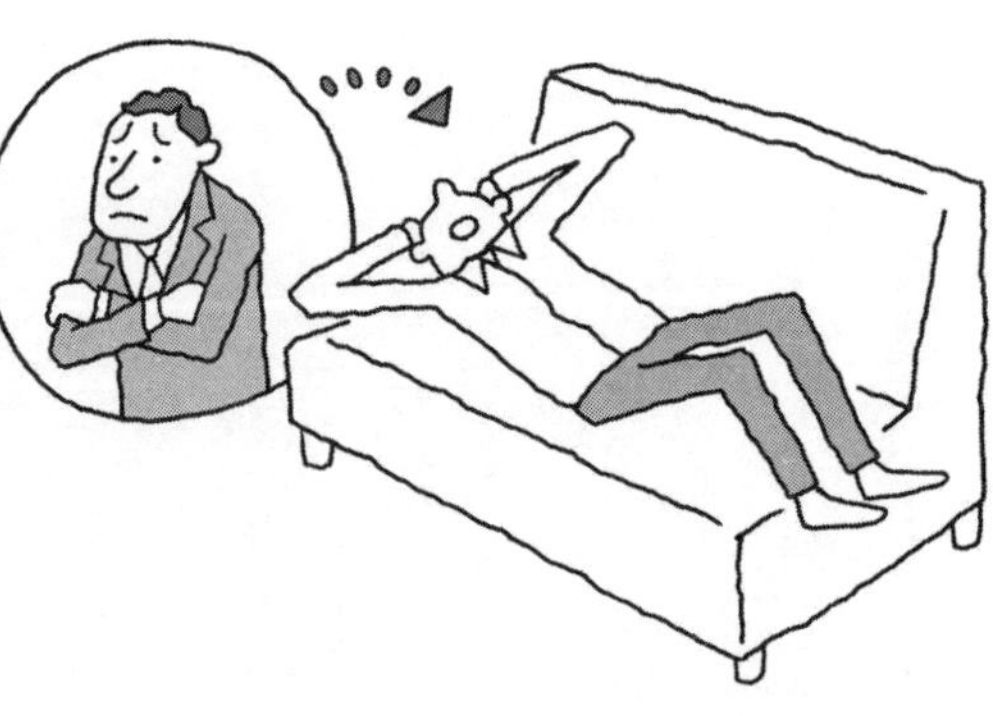

苦しみ続けて死を考えるより
死んだつもりで休んでしまう

そして、あなたには、無限の可能性があったはずです。自分のなかに眠るその無限の力を思い出しましょう。

不仲の夫婦でも、子供にとっては必要か

患者さんのなかには、夫婦の関係について、「離婚したいけど、子供がいるから別れられない」という人がいます。ここでみなさん、考えてみましょう。

こういう家庭で、家族のなかの誰が幸せになっているのでしょうか。

親が幸せを感じていないのに、子供は誰から幸せを学ぶのでしょうか。

子供に向かって母親が、「あなたがいるから、(夫と)別れられないのよ」といったとしたら、子供はその言葉を、「存在するな」というメッセージと受け取ってしまうでしょう。

夫婦ゲンカが常態化した家庭では、子供は戦争状態のなかで過ごすようなものです。そして、それがのちのちの精神的不安定の要因になります。

僕は、自分の親を見ながら、「仲の悪い親は離婚すべきだ」と思っていました。そうしたら、自分が離婚してしまいましたが……。

また、どちらかいっぽうが別れたいと思っているとしたら、一緒にいて幸せになれるでしょうか。我慢して夫婦の関係をつづけている親のもとで、子供は幸せを学べるでしょうか。どちらかが別れたいと思っているなら、「離婚」という選択もありかもしれません。

しかし、離婚するにしても、元の鞘《さや》に収まるにしても、慎重に考えたほうがいいかもしれません。

夫婦に関しては、互いに試行錯誤して、互いに居心地のよい距離を測り、その距離を大切にしていくことをお勧めします。

相手（子供、配偶者）に頼るのではなく、相手に期待しすぎず、嫉妬せずの関係になれるとき、夫と妻、親と子が自立した関係になれるのかもしれません。そのためには、自分の無限の力を思い出してください。

人間関係を改善して、うつから脱出した人たち

ここからは、人間関係の在り方を改善して、うつから脱出した人たちの実例を紹介します。あなたを楽にするヒントが、ケーススタディのなかから見つかるかもしれません。

(1)「結婚しなくても…」

39歳の女性です。うつと乳腺症がありました。この女性の母親が乳腺症で僕のクリニックに治療にきていました。その関係で、お母さんが娘であるこの女性を連れてきたのです。

母と父の仲、父と娘の仲が悪い家庭です。

初診のとき、夜なかなか寝つけない、朝起きられない、疲労感があるなどの症状を訴えていました。本人は、自分の状態を不安症ととらえ、「パッチワークを職業にできるかどうか、不安でたまらない」、また「結婚できるのだろうかと不安がある」と、具体的に明かしてくれました。

パッチワークが趣味で、それを職業にしたいのですが、それが叶わず悩んでいるようでした。仕事はしてないし、親がかりの生活です。勤めに出るわけでもないし、結婚できない状態の娘を見て、母は、うつなのではないかと思ったようです。

この女性の症状には、家族仲が悪いことが、影響しています。しかも、母が心配性で、その心配が娘に引きつがれていました。ふたりに対して、一緒にメンタルセラピーをしました。お母さんが娘の状態を話すので、それを止めて、娘さん本人のことは娘さん自身に語ってもらいました。

母親に対しては、「娘さんのことを心配するのはやめませんか」と提案し、「あなたが娘さんに関して心配したことが現実になっていませんか？」と問いかけました。

さらに、「起きて困ることを考えないようにしましょう。起きてうれしいことを考えるようにしませんか」と提案しました。

この母親は、娘さんに期待をもっていますが、過度に期待すると、イライラする要因になりかねません。親は、娘さんが自分の力で変わっていくのを信じて待つことが大事です。

娘さん本人に対しては、

「結婚していない自分を責めて、何か役に立っていますか？」

「肩こりがあるときは、がんばり過ぎていませんか？」

などと、問いかけ、気づきを促しました。

「パッチワークをやると肩がこる」といっていたので、「そういう場合、パッチワークをやる時間を減らしたらいいかもしれませんね」という提案もしました。

彼女は、妹のことにも頭を悩ませているようでした。妹がつき合っている男性に関して「妹のパートナーとしてふさわしくない」と、気にしているようでした。そこで、

「妹さんといっても、あなたとは他人かも？　他人のことを心配しても、いいことある？」

と問いかけてみました。結婚についても、

「結婚しなければいけない、では、苦しいかもね。まずは、ひとりで幸せになろうよ。結婚すれば幸せだと考えると、相手を変えようとする力が働いてしまうかも……。ひとりでも幸せ、パートナーを見つけて、もっと幸せ！　それを目指そうよ」

と提案をしました。

このようにメンタルセラピーを重ねていったところ、親子ともに、「○○であらねばならない」「○○しなければならない」という考え方から次第に解放されていきました。娘さんは、合コンに参加したりして、出会いを楽しむようになりました。

精神的にも落ち着いて、カッとしなくなったし、乳腺症のしこりもずいぶん柔らかくなっています。母親の乳腺症も改善してきました。この親子は食事を変え、野菜や果物を増やしたところ、ふたりともにあったワキガも解消したそうです。

ふたりとも乳腺症が改善し、精神的に安定してきて、父親との関係も穏やかになったそうです。「（治療を）卒業したい」という申し出がありました。

メンタルセラピーの期間は約半年でした。このケースは、親子がともに考え方を変えたこと、母親が娘への対応の仕方を変えたことで、娘さんのうつ状態が改善しました。振り返ると、後半の診療は、娘さんの恋愛相談でした。

(2)「生まれてきてくれてありがとう…」

20代前半の女性の話です。この女性の母親が患者さんとして来院しました。更年期の不定愁訴《ふていしゅうそ》で、頻尿《ひんにょう》、耳鳴り、ツメの変色などを訴えていました。ところが、じつは娘さんがうつ状態だと、打ち明けられました。

その娘さんを受診させたくて、どういう治療をおこなっているかを確かめることも兼ねて、まず自分が診察を受けにきたというのです。

そこで、次回からは娘さんも一緒に来院するようにと伝えました。しかし、娘さんはなかなか受診されません。

娘さんは、発達障害とうつがあり、薬を多用していました。お母さんからすれば、娘さんのこれからが心配なのです。日常生活のさまざまなことなど、少しでもできるようにと、口やかましくいったり、「なんでできないの」と叱ったりするそうです。

そこで僕は、「娘さんが、できていることに目を向けてみませんか」と提案しました。

この母親は、自分のことにしても娘さんのことにしても、できていないこと、ダメな部分へと目が行く傾向があります。常に娘さんの一挙手一投足まで評価する感じです。長所やすぐれたところには目が行かず、できないこと、ダメな部分ばかり見て、それを否定的にとらえます。「いい面もある」という見方をすることができません。

母親があるとき、娘さんの歩き方が変だと思い、気になって病院（以前からかかっていた精神科）の医師に相談をしたそうです。このことにも、ダメな部分にばかり目が行く傾向がうかがえます。その結果は、処方される薬がひとつ増えたそうです。

こういう母親と対峙《たいじ》しているため、娘さんは、自己肯定感が弱く、自己否定感を植えつけられてしまっています。つまり、この母親は、自分の期待に達しない部分がある娘さんを受け入れられないままでいるのです。

そのことは娘さんに伝わります。だから、うつを引き起こしているのです。

そこで、母親に対して、「娘さんのことに関して、一つひとつ評価するのはやめて、まるごと受け入れ、見守ってあげてはどうでしょう」と提案しました。「いいか、悪いか」の二者択一的な基準で物事を評価するのは、対人関係を緊張させます。

また、この母親は更年期障害の不定愁訴を抱えていますが、そのことにも考え方が影響していると思われました。

母親が「いい悪いの評価を外して見守ることが大事」と気づいてから、娘さんへの対応は変わっていきました。

娘のできたことに対して、「すごいわね」といえるようになったのです。また、娘さんのことを、「(私の子供として)生まれてきてくれて、ありがとう。生きていてくれて、ありがとう」と思えるようになりました。

母親はおそらく、自分をしばっていた考え方から解放されたのでしょう。緊張感がとれ、娘さんに対して、やさしく接することができるようになりました。そして、母親の変化はそのまま娘さんに伝わり、娘さんにも変化が現れてきました。

母親がいうには、母親に対し、リラックスした態度で接するようになったそうです。また、自分で洋服を買ったとか、冬至にゆず湯に入ったことなど、母親に喜んで話をするようになったといいます。

このケースは、母親が考え方を変え、そして娘さんへの接し方を変えた結果、娘さんは心が楽になり、それがうつ状態の改善につながりました。

じつは、娘さんは、とうとう一度も来院せず、受診しないままでした。母親へのメンタルセラピーを通して、母が楽になって、娘さんの心も楽になったのです。

（3）「いいたいことを、いっていい…」

40代後半の既婚女性です。夫婦ともに再婚で、夫の連れ子である長女と、ふたりの間に生まれた次女の4人家族です。

年上の夫が、彼女に対して、とてもきつい言葉をいいます。そのため、夫が家にいるとき、体が硬直して震えると訴えていました。慢性的に気分が落ち込み、うつ状態にありました。

この女性は、「家族は仲良くすべき」との考え方をもっていました。「家族が仲良くするためには、自分が我慢をしないといけない」と考え、自分の感情を封じ込めてきました。ですから、夫のいいなりです。次女に対しても「お父さんのいうことを聞かないといけない」と常々いっていました。

また、夫と長女が、何かのことでぶつかり、いさかいになると、胸が痛むといいます。それればかりか、自分を母親失格だと責めます。

この女性は、良妻賢母として躾られて育ちました。そのため、立派な子供を育てるのが母親の仕事であり、夢でもある、と思い込んでいるのです。ですから、自分自身がどういう人間になりたいとか、何か才能を磨きたい、などと考えることはありませんでした。自分の子供が社会からどう評価されるか、それが自分自身に対する評価なのです。だから、子供が自分のいうことを聞かないと、心が苦しくなってきます。

長女はそういう彼女を見て、「あなたも、(夫に対して)もっといいたいことを、いっていいのよ」というそうです。

また、夫の親戚と夫の関係についても、彼女は非常に気にかけます。夫が親戚の人とぶつかり、暴力を振るうこともありますが、そういうとき、彼女は間に進んで入り、苦労をします。いっぽう、夫と親戚の人たちの関係が良好になると、彼女はほっとします。

要するに、「周囲の人を立て、仲良くしようとする思いと行為」が、自己犠牲のレベルにまで到達しているのです。

以上のことは、僕が診察のとき、少しずつ聞き取ったことです。体の症状については、「症状は何を訴えているのだろうね」と問いかけ、彼女自身に考えてもらいました。

すると、なぜ、夫といるときに体が硬直したり、震えたりするかに気づいてきました。「夫のことを無理にでも受け入れなければならないと我慢しているため、いろいろな症状が起きている」と、悟ったのです。

このままの状態がつづくと、やがて次女も追いつめられ、うつになるかもしれません。

じつは、この女性と夫は「共依存」の関係にあります。共依存とは、互いに相手との関係性に過剰に依存し、その人間関係にとらわれている状態を指します。こういう夫婦の関係は、子供にも波及します。

僕は、この女性は離婚したほうが楽かもしれないと思いましたが、そうはいえません。そこで「これから、ご主人とどうしていたいですか」と投げかけてみました。

すると、「2年後には（夫に対して）強く出られるので、それまでは我慢しながらがんばってみます」とのこと。彼女は占いが好きで、占ってみてもらったところ、そういう卦《け》が出たそうです。

彼女自身、うつ状態の原因が夫との関係にあることに気づきました。体が硬直するときは、夫と適度な距離をとるようになり、以前にくらべて、ずいぶんと安心して過ごせるようになったそうです。

薬を使わない精神科医へ、そして僕の夢

2008年7月21日、僕は、ジェームス・スキナーの師匠であり、国際的な起業家のピ

ーター・セージの講演を最前列で聴講しました。彼の講演に感動し、触発され、これから何のために生きるかという、僕のビジョンを決めたのです。

「薬を使わない精神科医」として生き、「精神科医療を変え、悩む人を薬から解放し、自殺者をなくし、子供が楽しく育つ社会を創る！」

このとき以来、僕は、薬を使わない精神科医と名乗っています。精神科医のなかでは異端の自分が、精神科医療をどうやって変えるのか。考えても思いつかない大きな目標ですが、ピーターはいいます。

「やり方がわかる目標は小さ過ぎる」と。

クリニックで患者さんや、その家族を診療していて、気づいたことがあります。

それは、精神科医は、患者さんに向かって、「あなたは病気です」と告げる必要がないということです。

精神症状は、「心が満たされていない不幸せの症状であり、病気は本人の考え方や生き方を直す機会を提供してくれている」という体からのメッセージであると、気づきました。

そして、症状は、その人を健康や、幸せに導いてくれる「浄化の作用」であると思うようになりました。

子供の症状は、親子関係、夫婦関係によってもたらされる症状です。また、職場で症状が出ているのは、職場の人間関係によってもたらされると感じるようになりました。

そして、予防が何より大事だと考えはじめました。

この本で何度もいいますが、うつの要因となる考え方の大本《おおもと》は、親子関係にあります。「幸せを育《はぐく》む人間関係」を、若い人々、これから子供を産む人たちに伝えたいと、僕は思うようになりました。そのために、食生活や人間関係に関しての講演をおこなうようになっていましたが、もっと多くの人たちに伝えたいと、夢はふくらんでいきました。

そこで考えたのが、「薬を使わない精神科医」と同じことができる人材を育てることです。誰もが、考え方や人間関係、食生活を楽にして健康になることができます。そのお手伝いをする仲間をつくりたいと思いました。

僕は、このことを、いろいろな人に語るようになっていました。すると、強力なパートナーが出現しました。それが「ジェイ・コミュニケーション・アカデミー」の治面地順子さんです。国際ストレスマネジメント協会の大会のあとの懇親会《こんしんかい》で近くの席に坐り、いつものごとく、僕は自分の夢を語っていました。

以来、僕は治面地さんと、従来からのカウンセラーとは違う、新しいセラピストを養成する講座について意見を交わすようになりました。

ちょうどそのころ、僕は栄養療法のクリニックの院長を辞め、埼玉県小川町で自分のクリニック「宮島元気クリニック」を立ち上げたばかりでした。訪問診療のクリニックでしたが、自分の名前では患者さんは集まらず、経営的に苦しい状態でした。そういう状況のもと、メンタルセラピスト養成講座の開設を進めていきました。

クリニックの患者さんは少ないし、僕は健康診断のアルバイトをしたりしていました。しかし、「薬を使わない精神科医」として生きることを決めていたので、アルバイトをしてでも自分のビジョンに従って生きていました。

健康診断のアルバイトでは、受診者の病気の改善・予防までお手伝いしようと、食生活や人間関係の話もしていました。ふつう、健康診断では、そういうことはしません。すると、ある病院での健康診断医の仕事を急に断られました。

このことがきっかけで、僕は勤め先を探し出しました。「自律神経免疫療法」をおこなっている湯島清水坂クリニックにアルバイトを申し込んだり、転職エージェントの方にお願いして、健康診断センター設立を考えている病院への就職も探してもらっていました。

メンタルセラピスト養成講座は、２００９年１月に一期生３人を迎えて開催できました。

みなさん、本当によくきてくださり、感謝の気持ちでいっぱいです。そこから輪が広がっていき、遠隔地からの参加も増えました。僕の患者さんのなかにも、人の役に立ちたいと受講する人が現れたりして、2017年現在では、50期生を迎えるまでになりました。

2009年4月、僕は「国際メンタルセラピスト協会」を設立しました。お世話になった衛藤信之先生の日本メンタルヘルス協会を超えたいという想いがあり、国際を冠《かんむり》としました。まだ海外はおろか、国内にも支部はありませんが、すべてはこれからです。修了生たちに手伝ってもらいながら、今後発展させていきたいと思っています。夢は海外進出です。

医師としての仕事に話を戻すと、その後、アルバイトを申し込んでいた湯島清水坂クリニックから、「院長として勤めませんか」との打診をいただきました。湯島清水坂クリニックは、安保《あぼ》・福田理論に基づいた自律神経免疫療法をおこなっていて、患者さんの大半はがんやリウマチなどの難病です。

「精神科医が、がんやリウマチの診察ができるのだろうか。しかも、自分には宮島元気クリニックがある……」。悩みましたが、引き受けることにしました。

宮島元気クリニックは廃院にしましたが、僕のなかに宮島元気クリニックはあります。

ジェームス・スキナーから学んだ「無限健康」の考え方が、僕を、後押ししてくれています。自然な食事に戻して、ストレスをなくせば、人間は本来、健康です。

湯島清水坂クリニックで、僕は、うつ病などの精神症状だけでなく、がんやリウマチなど、体の病気を診察するようになりましたが、その経験は僕の医師としての幅を広げました。そして、思想も広がりました。

今後は、メンタルセラピーの講師を養成して、日本各地に活動の範囲を広げていければよいと思っています。自分の想いを講座修了生に託し、自分は講演活動や妻が主宰している健康道場の手伝いをしていくつもりです。

一人ひとりが笑顔になれば、みんな笑顔、社会も笑顔です。いきなり、社会を変えようなんて、想わなくていいでしょう。まずは、自分が笑顔になること。満員電車のなかで、笑顔を贈りましょう。出会う一人ひとりを笑顔にするお手伝いをしていけばいいじゃないですか。僕は、このように提案しています。

夢はまだつづきます。僕には、教育分野で活動したいという夢があります。学校が改革しづらいなら、塾でやれるでしょう。「生き方塾」です。生きる力は、今の学校では学べていません。コミュニケーション、健康、時間管理、お金、霊性、農業などを教える塾です。それとは別に、薬漬けと農薬漬けの農業、医療を変えることも、僕の夢です。

あなたのココロとカラダ、大丈夫ですか――

＊うつの原因の多くは人間関係にあります。しかし、その大本は「親子関係」。親が躾として子に刷《す》り込んだ「考え方」で、人間関係につまずくのです。

＊「なぜ、あの人は変わってくれないんだろう」。こんな考えをし、ムリに変えようとするほど、心は苦しくなります。相手にも意思があり、こちらの都合では変わりません。それなら自分を変えてみましょう。考え方をすこし変えてみるだけでいいのです。

＊会社に行くとうつになったり、家族と一緒にいてうつになるなら、退職や離婚も選択肢のひとつ。人生の道は一本ではありません。心が楽になる道を探しましょう。

＊人からいわれる強い言葉は、真《ま》に受けないようにしましょう。相手の言葉で、あなたが変わる必要はありません。あなたが変わりたいと思ったときに、変わればいいのです。

＊相手を「いい悪い」と評するのをやめ、丸ごと受け入れてみましょう。これまで閉じていた互いの心の扉が開かれ、心が解放されて楽になるのを実感できるでしょう。

＊人は、相手に期待するほど、相手に変わってほしいと思い、厳しい要求をしがちです。でも、相手に期待するのなら、信じて待ってみませんか。

＊「なぜ○○してくれないの？」と義務を負わせ、それを責める関係では、相手の心はしぼみ、心のなかであなたを拒みはじめます。結果的にあなたの心も満たされません。

＊これを「○○してくれたらありがとう」という愛と感謝の関係に変えてみませんか。相手との関係が変わり、あなたの心もふくらんできます。

＊「あなたのためを思うからこそ、厳しいことをいうのよ」。さて、こういったとき、相手は笑顔になっているでしょうか。人には自分で学ぶ力、成長する力があります。それを信じてみませんか。

＊人間関係において、自分が我慢をすると、行き場をなくしたエネルギーはどこに向かうでしょう。あるときは、第三者への暴力となり、あるときは自分への暴力となります。あるいは、病気のかたちで現れます。我慢を強いられる人間関係は、病気の元です。

＊親は子を、上司は部下を認めましょう。その無限の能力を信じましょう。親や上司は、自分の「価値観」を押しつけがちです。でも、それが子や部下をしばり、成長を止めているのかもしれません。

＊信じるのは勇気がいるかもしれませんが、とくに親子なら「あなたが生まれてきただけで幸せ」という無償の愛で接してみませんか。あなたの周りに笑顔が広がるでしょう。

僕は「薬を使わない精神科医」と名乗っています。うつなど心の病を抱えた患者さんにメンタルセラピーをおこないますが、それは、アドバイスを与えるのではなく、患者さんに気づきを促します。

現代のうつの大半は、人間関係や生き方が原因で起こります。その原因に患者さん自身が気づき、それをどのように変えていけばよいか、対策法を患者さん自身に見つけてもらい、実践してもらいます。僕はそのお手伝いをするだけです。

僕が院長として勤めている湯島清水坂クリニックでは「自律神経免疫療法」をおこなっています。ここに赴任して、僕も、精神症状だけでなく、がんやリウマチの患者さんたちも診るようになりました。

「自律神経免疫療法」は、自律神経のバランスを調整する体の働きを高め、体に本来備わっている「自己治癒力」を強める治療法です。

皮膚を刺激する刺絡《しらく》療法、温熱療法、磁気療法など、さまざまな方法をおこないます。鍼灸《しんきゅう》師さんたちと組んで、がんやリウマチなどの治療もおこなうようになってから、これら体の病気と精神的な病は、根っこは同じではないかと感じるようになってきました。

なぜなら、リウマチの人は、強く自分を責めたり、自分は仕事や家事が十分にやれていないのではないかという思いが強かったりします。それで、がんばり過ぎて、リウマチになっていると思われるケースが非常に多いのです。うつの人と共通しています。

がんもリウマチも、体からの声であり、メッセージです。その声に耳を傾けることが大事です。患者さんに、メンタルセラピーを通して、そのことに気づいていただくのが僕の役割です。じっさい、体の声を受け取って、それらの病気に「ありがとう」といえた人は改善していきます。

同時に、自律神経免疫療法によって、体をゆるめ、温め、自己治癒力を高めることも重要です。うつの人の場合も同様です。

このように、僕は、「薬を使わない精神科医」から、「自律神経免疫療法の医師」へとフィールドを広げていっています。ひとりでも多くの人が、病気を手放し、幸せになるのをお手伝いするのが、僕自身の幸せです。

●参考文献——僕の人生を変えた本たち

「成功の9ステップ」　ジェームス・スキナー　幻冬社
「TQ」　ハイラム・W・スミス　キングベアー出版
「警告」　ウィリアム・グラッサー　アチーブメント出版
「幸せな結婚のための8つのレッスン」　ウィリアム・グラッサー他　アチーブメント出版
「人生が変わる魔法の言葉」　ウィリアム・グラッサー他　アチーブメント出版
「7日間で人生を変えよう」　ポール・マッケンナ　宝島社
「ザ・シークレット」　ロンダ・バーン　角川書店
「ザ・キー」　ジョー・ビタリー　イースト・プレス
「みんなが幸せになるホ・オポノポノ」　イハレアカラ・ヒューレン　徳間書店
「自分に奇跡を起こす心の法則」　ジョセフ・マーフィー　三笠書房
「自分を愛して」　リズ・ブルボー　ハート出版
「〈からだ〉の声を聞きなさい」　リズ・ブルボー　ハート出版
「神との対話」　ニール・ドナルド・ウォルシュ　サンマーク出版
「前世療法」　ブライアン・L・ワイス　PHP文庫
「癒す心、治る力」　アンドルー・ワイル　角川書店
「フィット・フォー・ライフ」　ハーヴィー・ダイアモンド他　グスコー出版

「50代からの超健康革命」　松田麻美子　グスコー出版
「女性のためのナチュラル・ハイジーン」　松田麻美子　グスコー出版
「子供たちは何を食べればいいのか」　松田麻美子　グスコー出版
「長生きしたければ朝食を抜きなさい」　東茂由・甲田光雄　KAWADE夢新書
「マンガで分かる西式甲田療法」　甲田光雄・赤池キョウコ　マキノ出版
「食べ方問答」　甲田光雄・サンプラザ中野　マキノ出版
「みんなの朝バナナダイエット」　はまち。　文化社ムック
「免疫を高めると病気は勝手に治る」　安保徹・福田稔　マキノ出版
「免疫を高めて病気を治す爪もみ療法」DVDブック　安保徹・福田稔　マキノ出版
「薬をやめると病気は治る」　安保徹　マキノ出版
「医療が病いをつくる」　安保徹　岩波書店
「まじめをやめれば病気にならない」　安保徹　PHP新書
「病気は血流をよくして治す」　福田稔・福田理恵　実業之日本社
「病気を治す飲水法」　F・バトマンゲリジ　中央アート出版社
「子育てハッピーアドバイス」　明橋大二　1万年堂出版
「病院に行かずに「治す」ガン療法」　船瀬俊介　花伝社

夢新書のマスコットは“知の象徴”と
されるフクロウです（マーク：秋山 孝）

自分の「うつ」を治した精神科医の方法

2010年8月5日 初版発行
2017年7月25日 9刷発行

著者——宮島賢也
発行者——小野寺優
発行所——株式会社河出書房新社
〒151-0051 東京都渋谷区千駄ヶ谷2-32-2
電話(03)3404-1201(営業)
http://www.kawade.co.jp/
企画・編集——株式会社夢の設計社
〒162-0801 東京都新宿区山吹町261
電話(03)3267-7851(編集)
装幀——印南和磨
印刷・製本——中央精版印刷株式会社

Printed in Japan ISBN978-4-309-50369-1